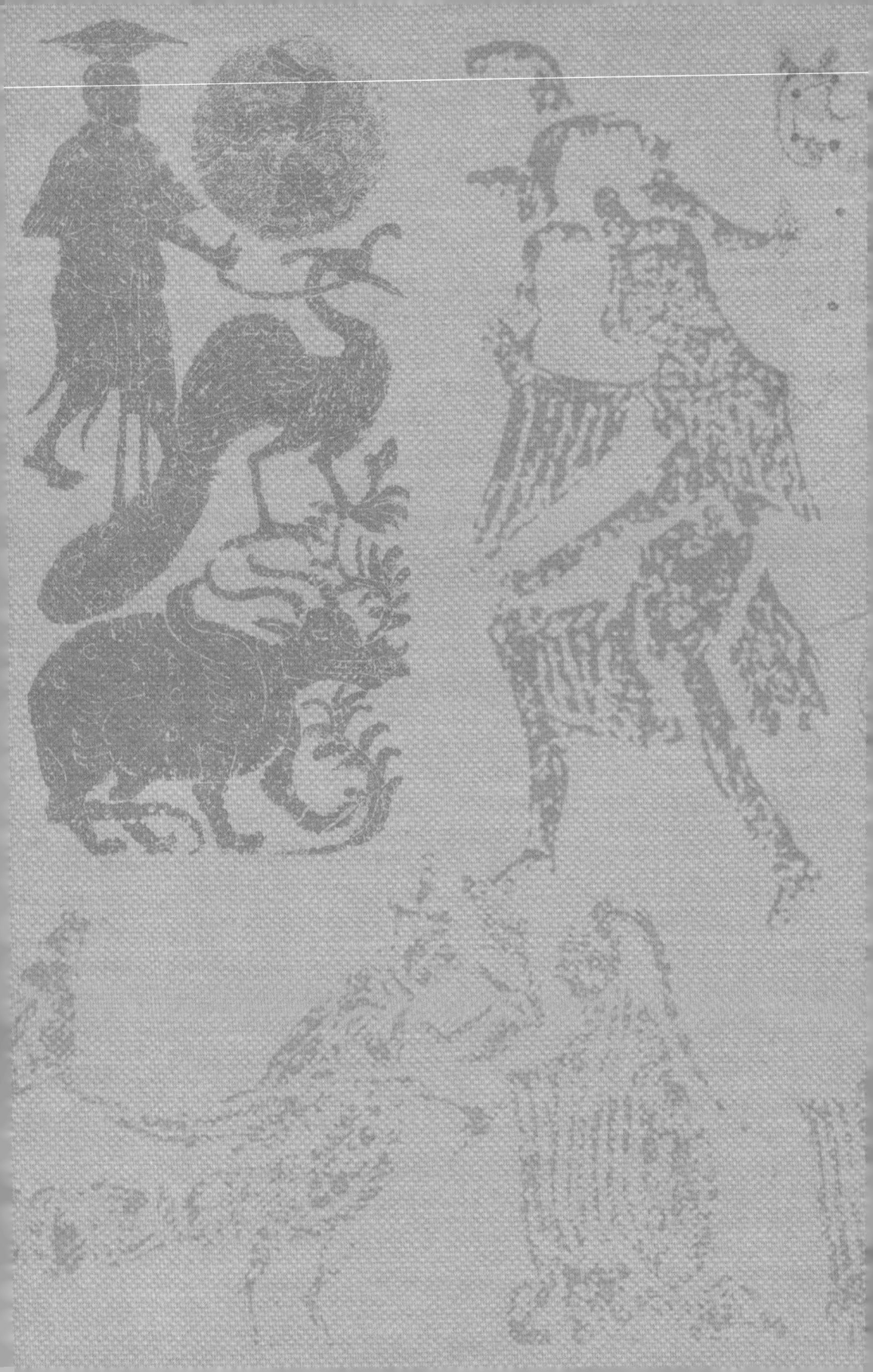

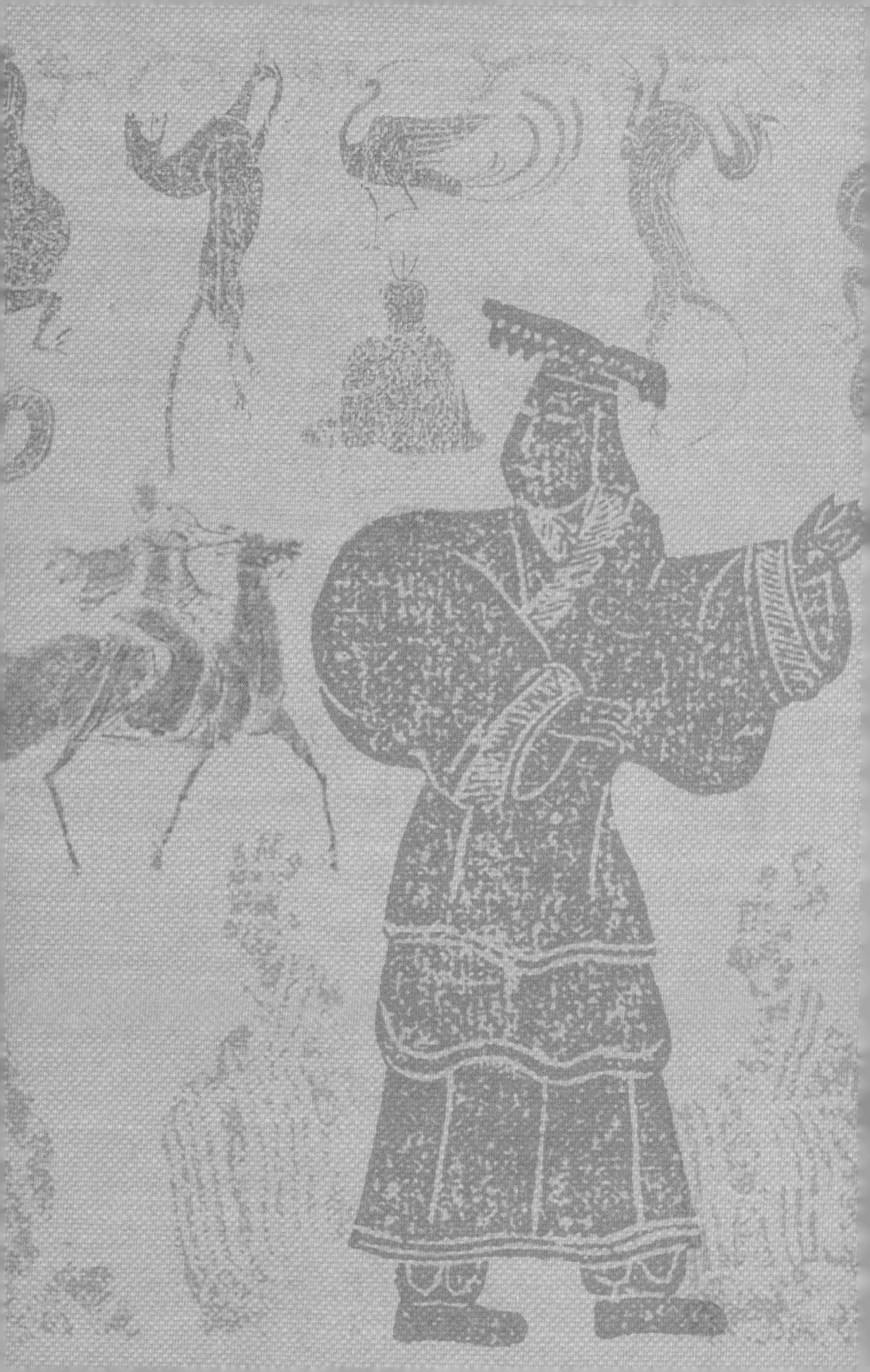

中国古医籍整理丛书

温热论笺正

清·陈光淞　著

刘景超　包京霖　李莹莹　校注

中国中医药出版社

·北 京·

图书在版编目（CIP）数据

温热论笺正/（清）陈光淞著；刘景超，包京霖，
李莹莹校注 . —北京：中国中医药出版社，2015. 12（2025.5重印）
（中国古医籍整理丛书）
ISBN 978-7-5132-2413-0

Ⅰ. ①温… Ⅱ. ①陈…②刘…③包…④李… Ⅲ. ①温病
学说—中国—清代②《温热论》—注释 Ⅳ. ①R254. 2

中国版本图书馆 CIP 数据核字（2015）第 034011 号

中国中医药出版社出版
北京经济技术开发区科创十三街 31 号院二区 8 号楼
邮政编码　100176
传真　010 64405721
北京盛通印刷股份有限公司印刷
各地新华书店经销
＊
开本 710×1000　1/16　印张 5.75　字数 27 千字
2015 年 12 月第 1 版　2025 年 5 月第 3 次印刷
书　号　ISBN 978-7-5132-2413-0
＊
定价　18. 00 元
网址　www. cptcm. com

服务热线　010 64405510
购书热线　010 89535836
微信服务号　zgzyycbs
书店网址　csln. net/qksd/
官方微博　http：//e. weibo. com/cptcm
淘宝天猫网址　http：//zgzyycbs. tmall. com

国家中医药管理局
中医药古籍保护与利用能力建设项目
组织工作委员会

项目专家组

顾　问	马继兴　张灿玾　李经纬
组　长	余瀛鳌
成　员	李致忠　钱超尘　段逸山　严世芸　鲁兆麟
	郑金生　林端宜　欧阳兵　高文柱　柳长华
	王振国　王旭东　崔　蒙　严季澜　黄龙祥
	陈勇毅　张志清

项目办公室（组织工作委员会办公室）

主　任	王振国　王思成
副主任	王振宇　刘群峰　陈榕虎　杨振宁　朱毓梅
	刘更生　华中健
成　员	陈丽娜　邱　岳　王　庆　王　鹏　王春燕
	郭瑞华　宋咏梅　周　扬　范　磊　张永泰
	罗海鹰　王　爽　王　捷　贺晓路　熊智波
秘　书	张丰聪

前 言

中医药古籍是传承中华优秀文化的重要载体，也是中医学传承数千年的知识宝库，凝聚着中华民族特有的精神价值、思维方法、生命理论和医疗经验，不仅对于传承中医学术具有重要的历史价值，更是现代中医药科技创新和学术进步的源头和根基。保护和利用好中医药古籍，是弘扬中国优秀传统文化、传承中医学术的必由之路，事关中医药事业发展全局。

1949年以来，在政府的大力支持和推动下，开展了系统的中医药古籍整理研究。1958年，国务院科学规划委员会古籍整理出版规划小组在北京成立，负责指导全国的古籍整理出版工作。1982年，国务院古籍整理出版规划小组召开全国古籍整理出版规划会议，制定了《古籍整理出版规划（1982—1990）》，卫生部先后下达了两批200余种中医古籍整理任务，掀起了中医古籍整理研究的新高潮，对中医文化与学术的弘扬、传承和发展，发挥了极其重要的作用，产生了不可估量的深远影响。

2007年《国务院办公厅关于进一步加强古籍保护工作的意见》明确提出进一步加强古籍整理、出版和研究利用，以及

"保护为主、抢救第一、合理利用、加强管理"的方针。2009年《国务院关于扶持和促进中医药事业发展的若干意见》指出，要"开展中医药古籍普查登记，建立综合信息数据库和珍贵古籍名录，加强整理、出版、研究和利用"。《中医药创新发展规划纲要（2006—2020）》强调继承与创新并重，推动中医药传承与创新发展。

2003～2010年，国家财政多次立项支持中国中医科学院开展针对性中医药古籍抢救保护工作，在中国中医科学院图书馆设立全国唯一的行业古籍保护中心，影印抢救濒危珍本、孤本中医古籍1640余种；整理发布《中国中医古籍总目》；遴选351种孤本收入《中医古籍孤本大全》影印出版；开展了海外中医古籍目录调研和孤本回归工作，收集了11个国家和2个地区137个图书馆的240余种书目，基本摸清流失海外的中医古籍现状，确定国内失传的中医药古籍共有220种，复制出版海外所藏中医药古籍133种。2010年，国家财政部、国家中医药管理局设立"中医药古籍保护与利用能力建设项目"，资助整理400余种中医药古籍，并着眼于加强中医药古籍保护和研究机构建设，培养中医古籍整理研究的后备人才，全面提高中医药古籍保护与利用能力。

在此，国家中医药管理局成立了中医药古籍保护和利用专家组和项目办公室，专家组负责项目指导、咨询、质量把关，项目办公室负责实施过程的统筹协调。专家组成员对古籍整理研究具有丰富的经验，有的专家从事古籍整理研究长达70余年，深知中医药古籍整理研究的重要性、艰巨性与复杂性，履行职责认真务实。专家组从书目确定、版本选择、点校、注释等各方面，为项目实施提供了强有力的专业指导。老一辈专家的学术水平和智慧，是项目成功的重要保证。项目承担单位山东中医药大学、南京中医药大学、上海中医药大学、福建中医药大学、浙江省中医药研究院、陕西省中医药研究院、河南省中医药研究院、辽宁中医药大学、成都中医药大学及所在省市中医药管理部门精心组织，充分发挥区域间互补协作的优势，并得到承担项目出版工作的中国中医药出版社大力配合，全面推进中医药古籍保护与利用网络体系的构建和人才队伍建设，使一批有志于中医学术传承与古籍整理工作的人才凝聚在一起，研究队伍日益壮大，研究水平不断提高。

本着"抢救、保护、发掘、利用"的理念，该项目重点选择近60年未曾出版的重要古医籍，综合考虑所选古籍的保护价值、学术价值和实用价值。400余种中医药古籍涵盖了医经、基础理论、诊法、伤寒金匮、温病、本草、方书、内科、外科、女科、儿科、伤科、眼科、咽喉口齿、针灸推拿、养生、医案医话医论、医史、临证综合等门类，跨越唐、宋、金元、明以迄清末。全部古籍均按照项目办公室组织完成的行业标准《中医古籍整理规范》及《中医药古籍整理细则》进行整理校注，绝大多数中医药古籍是第一次校注出版，一批孤本、稿本、抄本更是首次整理面世。对一些重要学术问题的研究成果，则集中收录于各书的"校注说明"或"校注后记"中。

"既出书又出人"是本项目追求的目标。近年来，中医药古籍整理工作形势严峻，老一辈逐渐退出，新一代普遍存在整理研究古籍的经验不足、专业思想不坚定等问题，使中医古籍整理面临人才流失严重、青黄不接的局面。通过本项目实施，搭建平台，完善机制，培养队伍，提升能力，经过近5年的建设，锻炼了一批优秀人才，老中青三代齐聚一堂，有效地稳定了研究队伍，为中医药古籍整理工作的开展和中医文化与学术的传承提供必备的知识和人才储备。

本项目的实施与《中国古医籍整理丛书》的出版，对于加强中医药古籍文献研究队伍建设、建立古籍研究平台，提高古籍整理水平均具有积极的推动作用，对弘扬我国优秀传统文化，推进中医药继承创新，进一步发挥中医药服务民众的养生保健与防病治病作用将产生深远影响。

第九届、第十届全国人大常委会副委员长许嘉璐先生，国家卫生计生委副主任、国家中医药管理局局长、中华中医药学会会长王国强先生，我国著名医史文献专家、中国中医科学院马继兴先生在百忙之中为丛书作序，我们深表敬意和感谢。

由于参与校注整理工作的人员较多，水平不一，诸多方面尚未臻完善，希望专家、读者不吝赐教。

国家中医药管理局中医药古籍保护与利用能力建设项目办公室
二〇一四年十二月

许 序

　　"中医"之名立，迄今不逾百年，所以冠以"中"字者，以别于"洋"与"西"也。慎思之，明辨之，斯名之出，无奈耳，或亦时人不甘泯没而特标其犹在之举也。

　　前此，祖传医术（今世方称为"学"）绵延数千载，救民无数；华夏屡遭时疫，皆仰之以度困厄。中华民族之未如印第安遭染殖民者所携疾病而族灭者，中医之功也。

　　医兴则国兴，国强则医强。百年运衰，岂但国土肢解，五千年文明亦不得全，非遭泯灭，即蒙冤扭曲。西方医学以其捷便速效，始则为传教之利器，继则以"科学"之冕畅行于中华。中医虽为内外所夹击，斥之为蒙昧，为伪医，然四亿同胞衣食不保，得获西医之益者甚寡，中医犹为人民之所赖。虽然，中国医学日益陵替，乃不可免，势使之然也。呜呼！覆巢之下安有完卵？

　　嗣后，国家新生，中医旋即得以重振，与西医并举，探寻结合之路。今也，中华诸多文化，自民俗、礼仪、工艺、戏曲、历史、文学，以至伦理、信仰，皆渐复起，中国医学之兴乃属必然。

迄今中医犹为国家医疗系统之辅，城市尤甚。何哉？盖一则西医赖声、光、电技术而于20世纪发展极速，中医则难见其进。二则国人惊羡西医之"立竿见影"，遂以为其事事胜于中医。然西医已自觉将入绝境：其若干医法正负效应相若，甚或负远逾于正；研究医理者，渐知人乃一整体，心、身非如中世纪所认定为二对立物，且人体亦非宇宙之中心，仅为其一小单位，与宇宙万象万物息息相关。认识至此，其已向中国医学之理念"靠拢"矣，虽彼未必知中国医学何如也。唯其不知中国医理何如，纯由其实践而有所悟，益以证中国之认识人体不为伪，亦不为玄虚。然国人知此趋向者，几人？

国医欲再现宋明清高峰，成国中主流医学，则一须继承，一须创新。继承则必深研原典，激清汰浊，复吸纳西医及我藏、蒙、维、回、苗、彝诸民族医术之精华；创新之道，在于今之科技，既用其器，亦参照其道，反思己之医理，审问之，笃行之，深化之，普及之，于普及中认知人体及环境古今之异，以建成当代国医理论。欲达于斯境，或需百年欤？予恐西医既已醒悟，若加力吸收中医精粹，促中医西医深度结合，形成21世纪之新医学，届时"制高点"将在何方？国人于此转折之机，能不忧虑而奋力乎？

予所谓深研之原典，非指一二习见之书、千古权威之作；就医界整体言之，所传所承自应为医籍之全部。盖后世名医所著，乃其秉诸前人所述，总结终生行医用药经验所得，自当已成今世、后世之要籍。

盛世修典，信然。盖典籍得修，方可言传言承。虽前此50余载已启医籍整理、出版之役，惜旋即中辍。阅20载再兴整理、出版之潮，世所罕见之要籍千余部陆续问世，洋洋大观。

今复有"中医药古籍保护与利用能力建设"之工程，集九省市专家，历经五载，董理出版自唐迄清医籍，都400余种，凡中医之基础医理、伤寒、温病及各科诊治、医案医话、推拿本草，俱涵盖之。

噫！璐既知此，能不胜其悦乎？汇集刻印医籍，自古有之，然孰与今世之盛且精也！自今而后，中国医家及患者，得览斯典，当于前人益敬而畏之矣。中华民族之屡经灾难而益蕃，乃至未来之永续，端赖之也，自今以往岂可不后出转精乎？典籍既蜂出矣，余则有望于来者。

谨序。

第九届、十届全国人大常委会副委员长

许嘉璐

二〇一四年冬

王 序

中医学是中华民族在长期生产生活实践中，在与疾病作斗争中逐步形成并不断丰富发展的医学科学，是中国古代科学的瑰宝，为中华民族的繁衍昌盛作出了巨大贡献，对世界文明进步产生了积极影响。时至今日，中医学作为我国医学的特色和重要医药卫生资源，与西医学相互补充、相互促进、协调发展，共同担负着维护和促进人民健康的任务，已成为我国医药卫生事业的重要特征和显著优势。

中医药古籍在存世的中华古籍中占有相当重要的比重，不仅是中医学术传承数千年最为重要的知识载体，也是中医为中华民族繁衍昌盛发挥重要作用的历史见证。中医药典籍不仅承载着中医的学术经验，而且蕴含着中华民族优秀的思想文化，凝聚着中华民族的聪明智慧，是祖先留给我们的宝贵物质财富和精神财富。加强对中医药古籍的保护与利用，既是中医学发展的需要，也是传承中华文化的迫切要求，更是历史赋予我们的责任。

2010 年，国家中医药管理局启动了中医药古籍保护与利用能力建设项目。这既是传承中医药的重要工程，也是弘扬优秀民族文化的重要举措，不仅能够全面推进中医药的有效继承和创新发展，为维护人民健康做出贡献，也能够彰显中华民族的璀璨文化，为实现中华民族伟大复兴的中国梦作出贡献。

相信这项工作一定能造福当今，嘉惠后世，福泽绵长。

国家卫生与计划生育委员会副主任

国家中医药管理局局长

中华中医药学会会长

王国强

二〇一四年十二月

马 序

　　新中国成立以来，党和国家高度重视中医药事业发展，重视古籍的保护、整理和研究工作。自1958年始，国务院先后成立了三届古籍整理出版规划小组，分别由齐燕铭、李一氓、匡亚明担任组长，主持制订了《整理和出版古籍十年规划（1962—1972）》《古籍整理出版规划（1982—1990）》《中国古籍整理出版十年规划和"八五"计划（1991—2000）》等，而第三次规划中医药古籍整理即纳入其中。1982年9月，卫生部下发《1982—1990年中医古籍整理出版规划》，1983年1月，保证了中医古籍整理出版办公室正式成立，中医古籍整理出版规划的实施。2002年2月，《国家古籍整理出版"十五"（2001—2005）重点规划》经新闻出版署和全国古籍整理出版规划领导小组批准，颁布实施。其后，又陆续制定了国家古籍整理出版"十一五"和"十二五"重点规划。国家财政多次立项支持中国中医科学院开展针对性中医药古籍抢救保护工作，文化部在中国中医科学院图书馆专门设立全国唯一的行业古籍保护中心，国家先后投入中医药古籍保护专项经费超过3000万元，影印抢救濒危珍、善、孤本中医古籍 1640 余种，开展了海外中医古籍目录调研和孤本回归工作。2010 年，国家财政部、国家中医药管理局安排国家公共卫生专项资金，设立了"中医药古籍保护与利用能力建设项目"，这是继 1982～1986 年第一批、第二批重要中医药古籍整理之后的又一次大规模古籍整理工程，重点整理新中国成立后未曾出版的重要古籍，目标是形成并普及规范的通行本、传世本。

为保证项目的顺利实施，项目组特别成立了专家组，承担咨询和技术指导，以及古籍出版之前的审定工作。专家组中的许多成员虽逾古稀之年，但老骥伏枥，孜孜不倦，不仅对项目进行宏观指导和质量把关，更重要的是通过古籍整理，以老带新，言传身教，培养一批中医药古籍整理研究的后备人才，促进了中医药古籍保护和研究机构建设，全面提升了我国中医药古籍保护与利用能力。

作为项目组顾问之一，我深感中医药古籍保护、抢救与整理工作的重要性和紧迫性，也深知传承中医药古籍整理经验任重而道远。令人欣慰的是，在项目实施过程中，我看到了老中青三代的紧密衔接，看到了大家的坚持和努力，看到了年轻一代的成长。相信中医药古籍整理工作的将来会越来越好，中医药学的发展会越来越好。

欣喜之余，以是为序。

中国中医科学院研究员

马继兴

二〇一四年十二月

校注说明

　　《温热论笺正》成书于1915年，为清末医家陈光淞所著，以笺正叶天士《温热论》为主要内容，1916年由苏州名医曹元恒作序、上海扫叶山房刊行。1936年，裘庆元以上海扫叶山房石印本为底本，将其收入《珍本医书集成》，由世界书局刊行。本书系首部单独注释《温热论》的著作，对后世产生了较大影响。

一、作者及成书

　　陈光淞，字根儒，号赘道人，又号清道人，浙江萧山人。据陈诗《尊瓠室诗话》载，陈氏约生于1871年，卒于1919年。陈氏幼习儒，以宿学称于县内，而于医学则造诣尤深，所著医书除《温热论笺正》外，尚有《喉证要旨》一书传世。据本书《序例》载，尚有《素问玄机原病式笺注》一篇，调研未见。

　　陈氏幼年体弱多病，遂在读书之余留心医学，初习陈修园、徐灵胎二家之学，后得叶桂门人所述《临证指南医案》《医效秘传》等书，用于临证多获显效，故对叶氏之学大加推崇，并以广大弘扬叶氏之学为务。经过多年研读，陈氏在参考章虚谷、王孟英所作注释的基础上，结合临证经验，旁搜博引，"考订旧闻，正其谬误"，并循流溯源，逐条笺正释义，遂成《温热论笺正》一书，以"笺叶氏之旨，而正诸家之失也"。

二、版本简介

本书初刊以来，刊刻较少，目前共有三个版本。一为1916年上海扫叶山房石印本（简称扫叶山房本），二为1927年石印本（简称石印本），三为1936年《珍本医书集成》本（简称集成本）。其中，扫叶山房本为该书初刻本，石印本为扫叶山房本的重印本，两者版本特征及内容均相同。集成本为裘庆元将扫叶山房本辑入《珍本医书集成》而成。

本次校注，以扫叶山房本为底本，该版本为本书初刻本，且刻印精良，书版完整，属于祖本、足本；以集成本为主校本；以本书所引著作、《医效秘传》（清道光辛卯贮春仙馆本，简称陆本）和《温热经纬》（清同治二年癸亥本，简称王本）为他校本。

三、校注的原则与体例

1. 此次整理，将原书中表示上下文关系的"右"字均改为"上"字。

2. 原书无目录，本次整理按书中条文顺序重新厘订目录，统一以"第一节""第二节""第三节"等表示。

3. 底本中明显的错字、俗字、异体字，或笔画有误者，如日月混淆，已、己、巳等，予以径改，不出校记。对冷僻及具有特定含义的字词加以解释。

4. 原书引用文献改动之处，凡有失原意者，均出注说明，不予改动。

5. 原书有"—""〇"符号，予以保留。

6. 书中瓜蒌之"瓜"字，有作"栝"字者，亦有作"括"字者，今统一为"瓜"，于行文中出注说明。

7. 原书元明粉、元参多次出现，皆为避讳字，改"玄"为"元"，校注中不对其进行改正，于首见处出注说明。

8. 本书正文前有书名"温热论笺正"及"长洲叶桂天士述萧山陈光淞根儒笺正"，今删去。

9. 书中双行小字夹注，予以保留，以小一号字体表示。

序

医者，古圣人通神明之德，不忍生民罹于五行六沴①之患气，而为之术，以救其死而遂其生者也。由斯道者，必先之以经籍，正之以师法，广之以闻见，心精力果，慎思明辨，乃克有济②。医书如《灵》《素》之穷源，《难经》之解经，《金匮》《伤寒》之证治，固已无源不浚，无流不通，第词简意深，不易贯阐。后此著作，浩如烟海，其脍炙人口者，如《千金》《外台》、四大家书，各极其妙。而不善学者，每以古方今病，多半枘凿③，以之治杂病，尚可循序研究，以之治时邪伏气，则朝夕变迁，安危反掌，可不求之有素乎？

吾吴叶天士先生，才长学博，洞贯古今，所著如《本事方释义》《景岳发挥》《医案存真》《医效秘传》，及手批书，皆极精当。又及门所编《临证指南》，虽非尽出自先生手订，而精义所在，实先生有以启之。其尤切时用者，莫如先生口授温热病各法。相传谓于舟次所录，及门传钞④，不无遗漏失序。后人编注，如《温热经纬》《温

①　六沴（lì 丽）：谓六气不和而生的灾害。沴，气不和。

②　乃克有济：这样才能成功。乃，于是；克，能；济，成功。

③　枘（ruì 锐）凿：方枘圆凿的简语。比喻两不相合或互相矛盾。枘，榫头；凿，榫眼。

④　钞：通"抄"。

热赘言》及《吴医汇讲》所载，虽曲畅旁通，犹未尽蕴奥。

今陈君根儒观察，复以《温热》一编，汇集精要，贯以己意，为之笺正，补当时之阙漏，作后学之楷模。书成，问序于余。余受而读之，服其好学之专，得师之正，而济人利物之心无穷已也。余老不言医，自丁未奉召入都，戊申因病假归，杜门养疴，几及十年，学殖荒落①，愧无所得。今读是书，不禁怦怦心动，而幸论温热者之得所指归也。谬序于首，以志钦服，并希速付梨枣，以饷海内。是亦君子学道，爱人无已之心也夫。

丙辰春初　古吴曹元恒②智涵甫识于兰雪书屋③

---

① 学殖荒落：喻学问学业荒疏。学殖，谓学习如农人殖苗，日渐生长，后泛指学问学业。

② 曹元恒：清末民初医家，字智涵，号沧州。

③ 兰雪书屋：集成本作"兰雪书室"。

序　例

早岁多病，读书之暇，偶检方书。得陈修园，见其书之多，以为其学之博也，从而讨焉，则支离穿凿，剽窃而成者也。复得徐灵胎，其学固远胜修园，然其言亦有验有不验。继乃尽启所藏，得《素问》、仲景以下书数千卷，凡论伤寒者靡不览焉。而所见愈繁，所疑愈多，若涉大海，其无津涯①，则又何所折衷也？遂弃去不复求。既而思之，古之良医，如周之扁鹊仓公②、秦之和缓、汉之淳于意华佗③之流，其箸④述绝见于世。华佗与仲景同时，当时，华佗之名藉甚，仲景无所闻，其书晚乃稍出。华佗《中藏经》，寥寥数册，人且无知者。然则，经验多与术之神者，或未必能作箸书。其箸书者，类皆穷愁无聊，闭门造车，未能合辙者也。

比官吴下⑤，闻吴人言叶天士甚详，其术颇奇而可思，求其书，得其门人所述《临证指南》《医效秘传》数种，固所习见者。然试其术有验，益求其精，乃知其学实本余

---

① 津涯：范围，边际。

② 仓公：实与下句"汉之淳于意"为同一人。作者误认为是与扁鹊同时代的名医。

③ 华佗：原作"华陀"，据集成本改。下同。

④ 箸：通"著"，撰写，写作。下同。

⑤ 比官吴下：等到到江苏做官，作者曾任江苏候补道。比，及，等到；吴下，现江苏长江以南。

杭陶氏①，旁及东垣、子和、丹溪，远绍河间而得其正。故能力辟余子，于湿温治法，独举标准，非嘉言、景岳诸人所能及。余平日之所疑者，亦一旦豁然贯通，而得其所宗。嗟乎！五运六气，万变无穷，生民之疾，宁有尽时，扪烛求日②，其于光也，固已远矣！比来笺注河间《原病式》，颇识此意，而因病施治，辄亦获效。阶梯所自，实赖叶氏，其先知先觉，继往开来者欤？惜其未暇箸书，微言奥旨，仅散见于《本草经注》《景岳发挥》，及所批陶氏《全生集》《女科经纶》，柯氏③《伤寒》《金匮》与《医衡》④等书者，人多忽诸。而《本事方释义》绝少精意，犹恐为后人所托。至其门人，学识未逮，多墨守所习，不能启问，尽其所长，阐其所闷⑤。演其绪者，又皆闻一知一，莫能会通。遂使百有余年，其风渐微，其道将坠，心甚悯之。辄于暇时，即王士雄氏《温热经纬》所注《温热篇》，为考订旧闻，正其谬误，循流溯源，务使曲畅旁通，各极其趣，片言只字，必折其衷，不敢妄逞己意，沉潜反复，盖亦有年，名曰《温热论笺正》，笺叶氏之旨，而正诸家之失也。

① 陶氏：指陶华。明代医家，字尚文，号节庵，又号节庵道人。撰《伤寒六书》等书。

② 扪烛求日：比喻认识片面，难以得到真知。

③ 柯氏：指柯琴。清代医家，字韵伯，号似峰。撰《伤寒来苏集》。

④《医衡》：书名。四卷。清代医家沈时誉撰。

⑤ 闷（bì必）：通"秘"，神秘，秘密。

然余之所学，亦闭门造车者，其与诸人相去几何？且箸书误人，古人所戒，医书尤甚，脱有不慎，后世宗之，贻祸无穷。是以数年以来，偶有所述，未尝示人。沧桑之变，与吾友李道士同居沪滨，道士鬻①书而吾鬻医，穷困相同，寓居相接，时相往来。偶论温病，及于此书，道士谓自闷其术，与贻误后学，其罪相等。因录写一通，复质之吾友曹沧洲部郎，部郎今之国工，不以为非，且序之，令速梓以问世，乃付石印，世有好学深思之士，匡余不逮，实所愿望。举例如下。

一此篇相传天士游洞庭山，门人顾景文于舟中记当时所闻之语。其后及门传抄，遂颠倒错乱。世所传者，出华岫云②、唐大烈③两人。唐氏分二十一章，章虚谷注悉依唐本。王孟英《温热经纬》改从华本，作二十章，自谓依原论次序。

按：原本既非天士手定，舟中闲话，偶然论及，本无次序可循。今悉从病情原变，治法次第，列为先后。删其繁乱者三十八字，都为一卷，二十四节，三千六百七十九字。

一此篇注释，诸家之说有可采者，首举其名，其后参

---

① 鬻（yù 狱）：卖。

② 华岫云：清代医家，字南田。辑有《临证指南医案》《种福堂公选良方》等书。

③ 唐大烈：原作"唐三烈"，据《吴医汇讲》改。唐大烈，清代医家，字立三，号笠山，又号林嶝。辑有《吴医汇讲》一书。下同。

以己意。或更有辨正者，加"按"字以别之。其于正义之外，有足相发明者，加"〇"以别之。

　　一遇论中宜用某某等药，辄详注其药性于下。其云某丸散汤，亦将其方详注。如云宜用某法，则采前人经验之方附录于后，以便学者。间有未录，如承气汤等，以尽人皆知也。

　　一原文顶格大书，注低一格，《温热经纬》已有先例，兹编仍之。

　　一所据原文，系从《医效秘传①》陆氏②所辑者。各本互有增损之处，并采注于下。

　　一所采诸家之说，有举其名，有仅举其氏与其书者，当时随笔偶录，故未一律，以无关宏恉③，仍之。

　　一原文与注，并加点以分句读，省读者之目力，亦治经之盛事也。

　　昔淳于氏有言：人之所病，病病多；医之所病，病方少。而吾以为，今之医者却病方多。夫人之受病，犹白之受采④。采五而已，然染者和之，则千变万化，虽有智巧，莫知所穷。人之肢体、脏腑有定，而外之有五运六气之感，内之有饮食男女七情之伤，禀有强弱，地有高下，气

---

①　医效秘传：原作"医要秘传"，据上文改。

②　陆氏：陆得楥。清代医家，字禹川。集《医效秘传》。

③　恉（zhǐ 纸）：同"旨"。

④　采：通"彩"。

有变迁，则其为病，虽有圣人又恶①能尽之。以无尽之病，应之以有定之方，此执方治病者，所以凿枘不入也。论者不察，以为今人识浅，不能用古方，岂知古今之病不复同也。自来箸书者，喜多箸方论，自炫其巧，入主出奴，反复辨难，自欺欺人，贻误后学，莫之为甚。

夫病态万状，病情则一，执简御繁，自有至理，《内经》论病，河间箸《原病式》，皆提纲挈领，不立一方。叶氏宗之，故于论中，亦止言宜用某某等药，不立成方。此其天资高迈，学术纯粹，非宋元以后作者可及。昔圣人作易以象万物，不能尽图万物于易之中，亦此道也。学者苟②能潜心本论，博览古今之籍，穷源竟委，以期至于古人之域，则处病立方，得心应手，自有左右逢源之妙，奚事③缀拾成方，奉为枕秘乎？此余笺论而不补方之意，特揭④之以告学者。

乙卯冬至日赘道人识

① 恶（wū乌）：疑问代词，怎么，何。
② 苟：如果。
③ 奚事：何事。
④ 揭：标示。

目　录

第一节

温邪上受，首先犯肺，逆传心包。

"逆传"二字，纷纷聚讼[1]。章虚谷[2]谓肺邪反传于心，金不畏火为逆。王孟英以《难经》"从所胜来为微邪"驳之，因引下文"三焦不得从外解，必致成里结"句，谓由上焦气分以及中下二焦者为顺传，以邪从气分下行为顺，入营分内陷为逆。苟无其顺，何以为逆？

按："逆传"二字，见于陶氏《全生集·伤寒传足不传手经论》，云阳邪传卫，阴血自燥，热入膀胱，壬病逆传于丙[3]。叶氏逆传之说，当本诸此，以肺与膀胱同主表也。章、王二注均非。且病以退为顺，进为逆，由内达外为顺，由外入内为逆。温邪由卫入营，故云为逆。若三焦不得从外解，致成里结，由因循误治所致，由外入里，岂得谓顺？王氏之说，尤为强辨。

又按：《叶氏医案·幼科风温》中有"足经顺传，如太阳传阳明，肺病失治，逆传心包络"之语，尤征其说出于陶氏。盖以邪归胃腑，可下而愈，为顺也。

---

① 聚讼：众说纷纭，久无定论。

② 章虚谷：章楠。清代医家，字虚谷。撰《医门棒喝》。

③ 壬病逆传于丙：意指外感温热之邪由表直接传入心包。壬，在五行为水，在脏腑为膀胱，与肾相表里；丙，在五行为火，在脏腑为小肠，与心相表里。

肺主气属卫，心主血属营。

此两句，承上文言逆传心包，不外乎由卫入营也。

辨营卫气血，虽与伤寒同，若论治法，则与伤寒大异也①。

此承上文，因言温病、伤寒之异治，以起下文也。

盖伤寒之邪，留恋在表，然后化热入里，温邪则热变最速。

吴鞠通氏谓，伤寒伤人身之阳，由毛窍而溪，由溪而谷，由谷而孙络，由孙络而大络，由大络而经，始太阳，终厥阴，曲折而入。故曰留恋在表，然后化热入里。温邪犯肺，即传心包，上焦不治，便入中焦，中焦不治，即传下焦，伤人之阴最易，故曰热变最速。

未传心包，邪尚在肺，肺主气，其合皮毛，故云在表。

吴鞠通氏谓，伤寒由毛窍而入，自下而上，始足太阳，足太阳膀胱属水，寒即水之气，同类相从，故病始于此。古来但言膀胱主表，殆未尽其义。肺者，皮毛之合也，独不主表乎？又谓，人身一脏一腑，主表之理，人皆习焉不察。以三才②大道言之，天为万物之大表，天属金，人之肺亦属金，肺主皮毛，经曰皮应天，天一生水；地支

---

① 也：陆本无。

② 三才：指天、地、人。

始于子，而亥为天门①，乃贞元之会；人之膀胱，为寒水之腑。故俱同天气，而俱主表也。

在表初用辛凉轻剂。夹风则加入薄荷、牛蒡之属，夹湿加芦根、滑石之流。或透风于热外，或渗湿于热下，不与热相搏，势必孤矣。

此明温邪初起，未传营者之治法。盖温邪为病，必有所夹，不外风与湿之两途。风，阳邪，宜表而出之，故曰透外；湿，阴邪，宜分而利之，故曰渗下。

不尔，风夹温热而燥生，清窍必干，谓水主之气，不能上荣，两阳相劫也。湿与温合，蒸郁而蒙蔽于上，清窍为之壅塞，浊邪害清也。

此明当透风热外，渗湿热下，不使与热相搏之故。章虚谷谓：胃中水谷，由阳气化生津液，故阳虚而寒者，无津液上升，停饮于胃，遏其阳气，亦无津液上升，而皆燥渴，仲景已备论之。此言风热两阳邪，劫其津液而成燥渴。其因各不同，则治法迥异也。至风雨雾露之邪受于上焦，与温邪蒸郁，上蒙清窍，如仲景所云"头中寒湿，头痛鼻塞，纳药鼻中"一条，虽与温邪蒙蔽相同，又有寒热不同也。

按：此条明风温、湿温俱有清窍干塞，分晰言之，恐人以伤寒之法误治，尤恐以湿温之浊邪害清与风温之两阳

---

① 亥为天门：亥位于西北，按八卦方位为乾，乾为天，据《河图括地象》西北为天门，故亥为天门所在。

相劫混治也。

　　其病有类伤寒，其验之之法，伤寒多有变证，温热虽久，在一经不移，以此为辨。

　　伤寒传经，故多变证。温邪只在三焦营卫，故曰不移。

　　上第一节，首论伤寒、温热感受证治之不同。温病有夹风、夹湿之异治，其所入之途，有卫气营血之次第，总举其纲，以告学者，下文乃详言之。

第二节

　　前言辛凉散风，甘淡祛湿，若病仍不解，是渐欲入营也。营分受热，则血液受劫，心神不安，夜甚无寐，或斑点隐隐，即撤去气药。如从风热陷入者，用犀角、竹叶之属；如从湿热陷入者，犀角、花露之品，参入凉血清热方中，若加烦躁，大便不通，金汁①可以②加入。老年或平素有寒者，以人中黄③代之，急急透斑为要。

　　此明温邪初传心包之候，而出其治也。心包主血，代心用事，故邪入营血，心包受之，以致心神不安，夜甚无寐。斑属血，疹属气，此营分受热，故言斑不言疹。若见疹则无关营血，即下文所谓当理气分之邪矣。犀角苦酸咸

---

　　① 　金汁：药名。主治天行、热疾、中毒。
　　② 　可以：王本作"亦可"，义胜。
　　③ 　人中黄：药名。主治天行热狂，痘疮血热，黑陷不起。

寒，凉心泻肝，清胃中大热，祛风利痰，辟邪解毒，治伤寒时疫发黄发斑、吐血下血、畜①血发狂、痘疮黑陷、消痈化脓、定惊明目，故为治斑要药。竹叶辛淡甘寒，凉心缓肝，消痰止渴，除上焦风邪烦热，咳逆喘促，呕哕吐血，中风失音，小儿惊痫，故从风热陷入者必用之。花露芳香清冽，和中利肠，清暑化热，有气无质，能透窍入络，疏瀹灵府②，故从湿热陷入者宜之。金汁泻火热。人中黄甘寒入胃，清痰火，消食积，大解五脏实热，治天行热狂，痘疮血热，黑陷不起，与金汁之治相同，故烦躁、大便不通者，可以加入，冀其解毒透斑也。凉血清热，如《温病条辨》中之清营汤、清络饮、清宫汤与《温疫论》中清燥养营汤之类。

○按：营分受热，至于斑点隐隐，急以透斑为要。透斑之法，不外凉血清热，甚者下之。所谓炀灶减薪，去其壅塞，则光焰自透。若金汁、人中黄所不能下者，大黄、元③明粉亦宜加入。在学者见证施治，神而明之，细玩烦躁、大便不通之语，自得之矣。

附录

清营汤方：犀角、生地、元参、竹叶心、麦冬、丹参、黄连、银花、连翘连心。

---

① 畜：同"蓄"。
② 疏瀹（yuè 越）灵府：清心除烦。瀹，疏通；灵府，指心。
③ 元：即"玄"，避讳字。

清络饮方：鲜荷叶边、鲜银花、西瓜翠衣、鲜扁豆叶、丝瓜皮、鲜竹叶心。

清宫汤方：犀角尖_{磨冲}、连翘心、元参心、竹叶卷心、莲子心、麦冬_{连心}。

清燥养营汤方：知母、天花粉、白芍、陈皮、甘草、当归身、地黄汁。

若斑出热不解者，胃津亡也，主以甘寒，重则如玉女煎，轻则如梨皮、蔗浆之类。或其人肾水素亏，虽未及下焦，先自彷徨矣，必验之于舌。如甘寒之中加入咸寒，务在先安未受邪之地，恐其陷入易易耳。

章虚谷谓斑出则邪已透发，理当退热。其热仍不解，故知其胃津亡，水不济火，当以甘寒生津。若肾水亏者，热尤难退，故必加咸寒，如元参、知母、阿胶、龟板之类，所谓壮水之主，以制阳光也。如仲景之治少阴伤寒，邪本在经，必用附子，即是先安未受邪之地①。热邪用咸寒滋水，寒邪用咸热助火，药不同而理法一也。验舌之法详后。王孟英谓重则如玉女煎者，言如玉女煎之石膏、地黄同用，以清未尽之热，而救已亡之液。唐大烈本删一如字，径作重则玉女煎，是印定为玉女煎之原方矣。岂知胃液虽亡，身热未退，熟地、牛膝安可投乎？

---

① 即是先安未受邪之地：此后王本有"恐其陷入也"五字，此处疑脱。

按：景岳玉女煎方，石膏、熟地、麦冬、知母、牛膝，谓治水亏火盛，六脉浮洪滑大，少阴不足，阳明有余。《叶氏发挥》云：既云水亏火盛，竟宜滋阴降火，不必用石膏。少阴不足，是肾虚火亢，当补肾为主。至若阳明有余，乃胃中之实火，当清胃火。病属两途，岂可石膏、熟地并用乎？据此，则此处自当用生地黄，非用玉女煎之板方。《温病条辨》玉女煎去牛膝、熟地，加细生地、元参，治太阴温病气血两燔，早有前见。梨性甘寒，凉心润肺，利大小肠。蔗浆和中润燥，除热解毒，故斑出热轻者宜之。甘寒之中加入咸寒，如《温病条辨》中三甲复脉等方，均可随证选用。

附录

三甲复脉汤方

一甲复脉：炙甘草、干地黄、生白芍、麦冬_{连心}、阿胶、牡蛎。

二甲复脉：加鳖甲。

三甲复脉：再加生龟板。

上第二节，明逆传心包、邪陷营血之证，而出其治也。

○此节仍统风温、湿温言之，然其证见于风温者为多。

第三节

若其邪始终在气分流连者，可冀其战汗透邪，法宜益

胃，令水①与汗并，热达腠开，邪从汗出。

　　此明邪之由卫而气，不传营者之治法。大凡温邪入里，分为两途，心包与阳明，其治法不离乎斑、汗、下。传心包者，即伤营血，伤营血者必发斑，透斑为治。入阳明者，属胃与肠，必致成里结，成里结者，可下。若未入里，流连气分者，则属三焦，在上焦者，可冀其战汗而解，法宜益胃。胃者，水谷之海，发生津液，布濩②三焦，且上焦出于胃口，居阳明经之间，故益胃助汗，可使邪从汗出。《素问·热病论篇》岐伯曰：人所以汗出者，皆生于谷，谷生于精。王冰注言：谷气化为精，精气胜乃为汗。又曰：汗者，精气也。益胃之法，如《温病条辨》中之雪梨浆、五汁饮、桂枝白虎等方，均可采用。热盛者，食西瓜。战时饮米汤、白水，所谓令水与汗并，热达腠开，得通泄也。若在中下焦，则有分消之法矣。

　　附录

　　雪梨浆方：以甜水梨大者一枚，薄切，新汲凉水内浸半日，取汁时时频饮。

　　五汁饮方：梨汁、荸荠汁、鲜芦根汁、麦冬汁、藕汁。

　　热痰盛，加竹沥、梨汁。咯痰不清，加瓜蒌皮。热毒

---

① 水：王本作"邪"，义胜。
② 濩（hù户）：散布。

盛，加金汁、人中黄。渐欲神昏，加银花、荷叶、石菖蒲。

桂枝白虎汤方：知母、生石膏、粳米、桂枝木、炙甘草。

解后胃气空虚，当肤冷一昼夜，待气还自温暖如常矣。盖战汗而解，邪退正虚，阳从汗①泄，故暂②肤冷，未必即成脱证。此时宜令病者安舒静卧，以养阳气来复，旁人切勿惊惶，频频呼唤，扰其元神，使其烦躁。但诊其脉，若虚软和缓，虽倦卧不语，汗出肤冷，却非脱证。若脉急疾，躁扰不卧，肤冷汗出，便为气脱之证矣。更有邪盛正虚，不能一战而解，停一二日再战汗而解者，不可不知。

此明解后之状，辨脱与非脱之脉法。更示人以有邪盛正虚再战之机，恐邪热未清，误认虚脱，妄投补剂也。汗出肤冷，与肤冷汗出有别。汗出肤冷者，汗后而热退肤冷，此邪解正虚之象，故云非脱，即仲景所谓汗泄热去，身凉即愈。肤冷汗出者，即《伤寒论》中所谓亡阳遂漏不止与汗出如油也。《素问·评热病论》曰：汗出而脉尚躁盛者死。《灵枢·热病》论：热病已得汗，而脉尚躁盛，此阴脉之极也，死。其得汗而脉静者，生。此脉急疾躁扰，所以为气脱之证也。

---

① 汗：陆本作"寒"。
② 暂：陆本作"渐"。

上第三节，继斑而言汗。

第四节

再论气病有不传血分，而邪留三焦，亦如伤寒中少阳病也。彼则和解表里之半，此则分消上下之势，随证变法，如近时杏、朴、苓等类，或如温胆汤之走泄。因其仍在气分，犹可望其战汗之门户，转疟之机栝。

《灵枢·营卫生会》篇：黄帝曰：愿闻三焦之所出。岐伯答曰：上焦出于胃上口，并咽以上，贯膈而布胸中，走腋，循太阴之分而行，还至阳明，上至舌，下足阳明，常与营俱行于阳二十五度，行于阴亦二十五度，一周也，故五十度而复会于手太阴矣。又，黄帝曰：愿闻中焦之所出。岐伯曰：中焦亦并胃中，出上焦之后。此所受气者，泌糟粕，蒸津液，化其精微，上注于肺脉，乃化而为血，以奉生身，莫贵于此，故独得行于经隧，命曰营气。又，黄帝曰：愿闻下焦之所出。岐伯答曰：下焦者，别回肠，注于膀胱而渗入焉。故水谷者，常并居于胃中，成糟粕而俱下于大肠，而成下焦，渗而俱下，济泌别汁，循下焦而渗入膀胱焉。所以肺受温邪，不传心包，未归阳明，必留三焦，以三焦之经，循胸腋手太阴之分而出行，复大会于手太阴也。三焦为手之少阳，凡升降之气，莫不由此出入，为上下之枢机，亦犹足少阳胆经，为三阳三阴表里之枢纽也。故云彼则和解表里，此则分消上下。而中焦为营气所主，在胃中脘之分，主泌水谷之糟粕，蒸化精液，上注于肺。下焦当胃之下口，别回肠，化糟粕，济泌别汁，渗入膀胱，故宜用杏仁之解肺郁、利小便，茯苓之渗湿行水，厚朴之行气散满，及如温胆汤之走泄。温胆汤方，用半夏、陈皮、茯苓、甘草、竹茹、枳实。半夏能化痰行水，发表开郁；陈皮能理气燥湿，导滞消痰，为宣通气分之药；茯苓渗湿；甘草入凉剂能泻邪热；竹茹除上焦烦热；枳实破气行痰，止喘消痞。均属宣导之品，所以谓之走泄也。仍在气分者，以温邪由肺而及三焦，必先留于上焦。上焦当肝胃之区，且手足两少阳经，互相连合，是以仍在气分，犹可望其战汗之门户，转疟之机栝也。

上第四节，言邪之不传营者，独留三焦之治。

第五节

大凡看法，卫之后方言气，营之后方言血。在卫汗之可也，到气才可清气，入营犹可透热转气，如犀角、元参、羚羊等物。入血就恐耗血动血，直须凉血散血，如生地、丹皮、阿胶、赤芍等物。否则，前后不循缓急之法，虑其动手便错，反致慌张矣。

《素问·调经论》：病在气，调之卫。王冰注：卫主气，故气病而调之卫也。《难经·三十二难》曰：心者血，肺者气，血为营，气为卫，相随上下，谓之营卫。通行经络，营周于外。《灵枢·卫气》篇，黄帝曰：五脏者，所以藏精神魂魄者也。六腑者，所以受水谷而化行物者也。其气内干五脏而外络支节。其浮气之不循经者为卫气，其精气之行于经者为营气，阴阳相随，外内相贯，如环之无端。马莳①注曰：人有五脏，精神魂魄，赖之以藏；人有六腑，水谷等物，赖之以化。六腑为表，其气内连于五脏，而外则络于支节。人有三焦，宗气积于上焦，营气出于中焦，卫气出于下焦。下焦之气，升于中焦以达于上焦，而生此卫气。卫气阳性剽悍，行于皮肤分肉之间，乃浮而在外者也，故曰其浮气之不循经者为卫气。中焦之气降于下焦，而生此营气，营气阴性精专，随宗气以行于经隧之中，故曰其精气之行于经者为营气。

按：浮气之不循经者为卫气，故在卫者汗之可愈，其循经而出于上焦者为宗气，宗气者卫气之主，卫气者浮于宗气之外，故曰卫之后方言气，气，宗气也。营之后方言血者，营亦气也，所以化水谷之精微而为血，使之流溢于中，布散于外，行于经隧，常行无已者也。盖自其约而言之，则卫为气，营为血，循其等而言之，则卫为气之标，气为卫之本，营为血之帅，血为营之徒也。是以血居营之后，而入营者犹可透热转气。失此不治，则营病而血亦病，血滞而气不能营，故直须凉血散血，通其经隧之途，使营气复其故道也。此卫气营血之次第，学者细察《素

---

① 马莳：明代医家，字仲华，号玄台。撰《黄帝内经素问注证发微》等书。

问》"调经""经络"诸论，及《灵枢》"营气""卫气""营卫生会"等篇，自能了然矣。

○章虚谷谓：凡温病初感发热而微恶寒者，邪在卫分。不恶寒而恶热，小便色黄，已入气分。若脉数舌绛，邪入营分。若舌深绛，烦扰不寐，或夜有谵语，已入血分。邪在卫分汗之，宜辛凉轻解，清气热，不可寒滞，反使邪不外达而内闭，则病重矣。故虽入营，犹可开达，转出气分而解。

按：犀角，苦酸咸寒，泻心胃大热；羚羊，苦咸微寒，能祛风舒筋，泻心肝邪热；元参，苦咸微寒，补水，泻无根之火，均非滋腻之物。章氏谓清气热不可寒滞，深合入营犹可透热转气之意，下文于上焦气热烁津证，戒勿用血药滋腻难散，即此意也。

○王孟英谓：伏气温病自里出表，乃先从血分而后达于气分。故起病之初，往往舌润而无苔垢，但察其脉，软而或弦，或微数，口未渴而心烦恶热，即宜投以清解营阴之药。迨邪从气分而化，苔始渐平，然后再清其气分可也。伏邪重者，初起即舌绛、咽干，甚有肢冷脉伏之假象，亟宜大清阴分伏邪，继必厚腻黄浊之苔渐生。此伏邪与新邪先后不同，更有邪伏深沉，不能一齐外出者，虽治之得法，而苔退舌淡之后，逾一二日舌复干绛，苔复黄燥，正如抽蕉剥茧，层出不穷。不比外感温邪，由卫及气，自营而血也。秋月伏暑证轻浅者，邪伏膜原深沉者，亦多如此。

上第五节，总结上文，言温邪传入之次第，而出其治法，学者循其序而察之，而不必泥也。

第六节

且吾吴湿邪害人最广，如面色白者，须要顾其阳气，湿胜则阳微也。法应清凉，然到十分之六七，即不可过于寒凉，恐成功反弃。何以故耶？湿热一去，阳亦衰微也。面色苍者，须要顾其津液，清凉到十分之六七，往往热减身寒者，不可就云虚寒而投补剂，恐炉烟虽熄，灰中有火也。须细察精详，方少少与之，慎不可直率而往也。

此言人之气质各有不同，戒学者随时省察。譬如为山，九仞之功，毋遗一篑之亏也。其语意明晰，无烦解释。《温热经纬》王氏之言徒伤辞费。

〇湿胜则阳微，王孟英引茅雨人①之说，谓阳微故致湿胜。

按：此谓面色白者，其阳气素属不足，今为湿邪所困，湿胜则阳微矣。并非因阳微而致湿胜，若湿胜必因阳微，则面色苍者，当无湿病矣。茅氏之说，亦欠圆足，盖叶氏此论，实专为湿温而发，故自此以下皆言湿温。

又，有酒客里湿素盛，外邪入里，里湿为合，在阳旺

---

① 茅雨人：茅钟盈。清代医家，字配京，号雨人。撰《感证集腋》。

之躯，胃湿恒多，在阴盛之体，脾湿亦不少，然化热则一。

此于阳微、阴虚二者之外，复举酒客湿盛者以示之。所谓阳旺之躯，胃湿恒多，阴盛之体，脾湿亦不少，是指酒客中平素体质之偏于阴阳、苍瘦、肥白者而言。化热则一者，以酒客脾胃素为酒之湿热所蒸，故一感温邪，无不化热。

热病救阴犹①易，通阳最难，救阴不在血，而在精②与汗，通阳不在温，而在利小便，然较之杂证，则有不同也。

救阴不在血，而在精与汗，王孟英谓救阴须用充液之药是也。至谓以血非易生之物，汗需津液以化，其言又似是而非。盖温热病，除温邪劫营与素有瘀伤宿血在胸膈中者宜凉血散血外，无补血之理。观下文验齿节，病深动血，结瓣于上，阳血安胃，阴血救肾，不言治血，其义可知。吴氏《温病条辨》增液养阴等法，深得秘旨。通阳不在温，而在利小便，章虚谷、王孟英之说，均无分晓。盖此语专属湿温，热处湿中，湿蕴热外，湿热交混，遂成蒙蔽。斯时不开，则热无由达，开之以温，则又助其热。然通阳之药不远于温，今温药既不可用，故曰通阳最难，惟有用河间分消宣化之法，通利小便，使三焦弥漫之湿，得

---

① 犹：陆本作"则"。
② 精：王本作"津"，义胜。

达膀胱以去，而阴霾湿浊之气既消，则热邪自透，阳气得通矣。较之杂证则有不同者，言杂证以补血为养阴，温为通阳，与此不同。又恐人误以利小便为通阳一定不易之法，误治寒湿火衰之证，则反损其肾气而阳愈微，此所以为叮咛也。

上第六节，盖专为湿温而发。夫温邪为病，不外夹风、夹湿两途，然风温热变虽速，但能辛凉透解，清热养阴，不失卫气营血先后之序，便无他误。至于湿温，则所感之气最杂，湿多热多，治法迥异，化热化燥，传变无定，清热太过，留湿致困，养阴不当，反成蒙蔽，见证施治，用药最难。故于此特揭其旨，以示学者，能即此而求之，则虽病情万变，治法不离其宗，于治湿温之术，思过半矣。

第七节

再，论三焦不得从外解，必致成里结。里结于何？在阳明胃与肠也。亦须用下法，不可以气血之分，就唐大烈本此下有"谓其"二字，可从不可下也。

章虚谷注：胃为脏腑之海，各脏腑之邪，皆能归胃，况三焦包罗脏腑，其邪之入胃尤易。语意未足。

按：《灵枢·营卫生会》篇言三焦之部署①，上焦出于

---

① 部署：部位。

胃上口，中焦亦并胃中出上焦之后，下焦者，别回肠，注于膀胱而渗入焉。故水谷者，常并居于胃中，成糟粕而俱下于大肠。《金匮要略》谓下焦竭即遗溺失便。据此则三焦里结，肠胃同病，所谓在阳明胃与肠也。不可以气血之分谓不可下者，气指温病言，血指伤寒言，盖寒伤营，热伤气，伤寒由膀胱传胃，胃与膀胱均多血。温邪由肺及三焦，肺与三焦均主气也。所以为此言者，恐人误会，谓温邪留于气分在上，不与伤寒入里同，而不敢下也，故下文云。

但伤寒邪热在里，劫烁精①液，下之宜猛；此多湿邪内搏，下之宜轻。伤寒大便溏为邪已尽，不可再下；湿温病大便溏为邪未尽，必大便硬唐本此下有"乃为无湿"句**，慎**唐本作"始"**不可再攻，以屎**王本作"粪"**燥为无湿矣**唐本无此句。

章虚谷注谓：伤寒化热，肠胃干结，故下宜峻猛。湿热凝滞，大便本不干结，以阴邪瘀闭不通，若用承气猛下，其行速而气徒伤，湿仍胶结不去，故当轻法频下。王孟英驳之谓：伤寒化热，固是阳邪，湿热凝滞者，大便虽不干结，黑如胶漆者有之，岂可目为阴邪？谓之浊邪可也。所论诚是。

按：伤寒有燥屎在胃，故下之宜猛，三承气之外，又有猪胆汁、蜜煎导诸法，其所结为燥屎，故大便溏为邪已

---

① 精：王本作"津"，义胜。

尽。若温热浊邪所结，属胶漆痰沫之物，本非燥屎，所以大便溏为邪未尽，必大便硬，则浊滞已清，宿食亦下，故不可再攻矣。然痰浊重者，溏硬无定，往往有既得燥屎，复下浊滞，三五次后大下浊沫，其邪始尽者，当临证省察，不可不知。所谓下之宜轻而不厌频者，诚以浊邪黏腻，搏结不坚，到处可以留着①，非猛鸷之力一击之所能去也。

上第七节，为邪留三焦，不因战汗转疟而解成里结者，示下法也。

第八节

再，人之体，脘在腹上，其地位处于中，按之痛，或自痛，或痞胀，当用苦泄，以其入腹近也。必验之于舌，或黄或浊，可与小陷胸汤或泻心汤，随证治之。

此承上文，言邪虽入里而未结胃与肠者，当用苦泄，不可骤下。盖脘居中焦之部署，其按之痛，或自痛，或痞胀，属湿热互结，浊痰凝滞，阻中焦气分而然，皆属于痞，故宜用小陷胸汤或泻心汤，苦辛通降，涤除痰热。必验之于舌，或黄或浊者，以舌见黄浊，已入中焦，中焦入腹近，不复能提归上焦，再事宣泄，只能使之下达耳，熟玩下文自明。吴氏《温病条辨》治浊痰凝聚，心下痞者，

---

① 着（zhuó 卓）：原作"著"，径改。附着，附加。

用半夏泻心汤，去参、姜、大枣、甘草，加枳实、杏仁，深合苦泄之法。

附录

小陷胸汤方：黄连、半夏、瓜①蒌实。

半夏泻心汤方：半夏、黄芩、干姜、甘草、人参、黄连、大枣。

或白不燥，或黄白相兼，或灰白不渴，慎不可乱投苦泄。其中有外邪未解，里先结者。或邪郁未伸，或素属中冷者，虽有脘中痞痛，宜从开泄，宣通气滞，以达归于肺，如近俗之杏、蔻、橘、桔等是，轻苦微辛，具流动之品可耳。

此承上文，言不宜苦泄者，当用开泄。盖苔白不燥，湿未化热，只伤气分。黄白相兼，为气分之邪未尽。灰白不渴，属脾湿盛。外邪未解里先结者，湿温、风温均有。盖邪未透达，湿阻中焦也。邪郁未伸者，指湿遏热伏之证。素属中冷者，谓里湿素盛。宿有痰饮之疾者，其脘中痞痛，系湿阻气化，中焦失运所致。故宜从事开泄，以杏、蔻、橘、桔轻苦微辛之品，宣通气滞，必达归于肺者，以肺主一身之气，气化则湿亦化也。

按：《温病条辨》中有三仁汤、宣痹汤、三香汤等，均与此证相合，可随其轻重而选用之。

---

① 瓜：原作"括"，据本书第三节改。

附录

三仁汤方：杏仁、飞滑石、白通草、白蔻仁、竹叶、厚朴、生薏仁、半夏，甘澜水煎。

宣痹汤方：枇杷叶、郁金、射干、白通草、香豉。

三香汤方：瓜蒌皮、桔梗、焦山栀、枳壳、郁金、香豉、降香末。

再，前云舌黄或浊，须要有地之黄，若光滑者乃无形湿热，中已虚象唐本作"已有中虚之象"，**大忌前法。**

章虚谷注：谓舌苔如地上初生之草，必有根。无根者为浮垢，乃无形湿热，而胃无结实之邪，故云有中虚之象。若妄用攻泻伤内，则表邪反陷，为难治矣。

〇按：此二十九字，各本均分属下节，大误，宜属于此。

上第八节，因里结而言痞。

第九节

其脐已上为大腹，或满或胀或痛，此必邪已入里矣，表证必无，或存十之一二①。亦要验之于舌，或黄甚，或如沉香色，或如灰黄色，或老黄色，或中有断纹，皆当下之，如小承气汤，用槟榔、青皮、枳实、元明粉、生首乌等。

---

① 存十之一二：陆本作"十之存一"。

脐已上正当肠胃之间，或满或胀或痛，则邪之入里，已结于肠胃无疑。斯时表证必无，即有一二，而里结已甚，断非宣通开泄所能达，故当验舌即下。生首乌功用，诸家多未详述，惟《本草经疏》载其能治毒痢下纯血诸药不效，及治风痰久疟，则其能清热凉血可知，生用于下药中，殆以此欤？

若未见此等舌，不宜用此等法，恐其中有湿聚太阴为满，或寒湿错杂为痛，或气壅为胀，又当以别法治之。

此辨其不可下者，意义甚明，无庸注释。

再，黄苔不甚厚而滑者，热未伤津，犹可清热透表。若虽薄而干者，邪虽去而津受伤也，苦重之药当禁，宜甘寒轻剂可也。

此条辨黄苔之不宜下者，当属上文共为一节，诸本分之非是。盖犹可清热透表与苦重之药当禁，对上文皆当下之而发，所谓要验之于舌也。甘寒轻剂，如《温病条辨》中增液等法可师。

附录

增液汤：元参、连心麦冬、细生地。

上第九节，辨下证具者之治。

〇以上三节，反复明辨，均言湿温之下法也。

第十节

再论其热传营，舌色必绛，绛，深红色也。初传绛

色，中间①黄白色，此气分之邪未尽也，泄卫透营，两和可也。

章虚谷注：绛者，指舌本本宜改作"质"，意方明了，黄白指舌苔。

按：此为初传营分之候，所谓入营犹可透热转气时也。

纯绛鲜泽者，包络受病也，宜犀角、鲜生地、连翘、郁金、石菖蒲等唐本此下有"清泄之"三字。

章虚谷注：纯绛鲜泽者，言无苔色，则胃无浊结，而邪已离卫入营，其热在心包也。若平素有痰，必有苔色。王孟英谓：绛而泽者，虽为营热之征，实因有痰，故不甚干燥。间苦胸满者，尤为痰据，不必有苔，菖蒲、郁金即为此设。若竟无痰，必不甚泽。

按：王说颇有经验，胜于章氏。犀角，苦酸咸寒，泻心胃大热。鲜生地，甘苦大寒，入心、肾，泻小肠之火。连翘，微寒升浮，入手少阴、厥阴，除手足少阳、手阳明气分湿热，散诸经血凝气聚。郁金，辛苦气寒，其性轻扬上行，入心及包络，兼入肺经，凉心热，散肝郁，下气破血。石菖蒲，辛苦芳香，开心孔，利九窍，去湿逐风，除痰消积，开胃宽中。

延之数日，或平日②心虚有痰，外热一陷，里络就闭，

---

① 间：陆本作"兼"。
② 平日：陆本作"平素"。

非菖蒲、郁金等所能开，须用牛黄丸、至宝丹之类以开其闭，恐其昏厥为痉也。

《温病条辨》载牛黄丸方：牛黄一两，郁金一两，犀角一两，黄连一两，朱砂一两，梅冰二钱五分，麝香二钱五分，真珠五钱，山栀一两，雄黄一两，黄芩一两，金箔衣。

吴氏论谓此芳香化秽浊而利诸窍，咸寒保肾水而安心体，苦寒通火腑而泻心用之方也。牛黄得日月之精，通心主之神。犀角主治百毒邪鬼瘴气，真珠得太阴之精而通神明，合犀角补水救火。郁金，草之香。梅冰，木之香。雄黄，石之香。麝香，乃精血之香。合四香以为用，使闭锢之邪热温毒深在手厥阴之分者，一齐从内透出，而邪秽自消，神明可复也。黄连泻心火，栀子泻心与三焦之火，黄芩泻胆与肺之火，使邪火随诸香一齐俱散也。朱砂补心体，泻心用，合金箔坠痰而镇固，再合真珠、犀角，为督战之主帅也。

至宝丹方：犀角一两锉，朱砂一两飞，琥珀一两研，玳瑁一两锉，牛黄五钱，麝香五钱，以安息重汤炖化，和诸药为丸，一百丸，蜡护。

吴氏论此方荟萃各种灵异，皆能补心体，通心用，除邪秽，解热结，共成拨乱反正之功。

大抵牛黄丸最凉，紫雪丹次之，至宝丹又次之，主治略同，而各有所长，临用对证斟酌可也。章虚谷谓：邪火盛而色赤者，宜牛黄丸；痰湿盛而有垢浊之苔者，宜至宝丹。

按：本文指纯绛鲜泽者而言，并无垢浊之语，垢浊者另有治法，章氏之语未免画蛇添足。昏厥为痉，吴鞠通谓厥者尽也，阴阳极造其偏，皆能致厥。伤寒之厥，足厥阴病也。温热之厥，手厥阴病也。舌卷囊缩虽同系厥阴现证，要之舌属手，囊属足也。盖舌为心窍，包络代心用事，肾前后皆肝经所过，断不可以阴阳二厥混而为一。

再，热厥之中亦有三等：有邪在络居多而阳明证少者，则从芳香。有邪搏阳明，阳明太实，上冲心包，神迷肢厥，甚至通体皆厥，当从下法。有日久邪杀阴亏而厥者，则从育阴潜阳法。

按：吴氏此说，殊欠分晓，考《内经》手足厥阴之脉，均与舌本无涉，惟足太阴脉，则连舌本，散于舌下，足少阴脉入肺夹舌本而已，安得谓舌属手也？原其所因，盖温邪入里，阳明邪实，脾不能承胃气下降恶浊，肝风炽张，肾水将涸，故现是证。且脾主四肢，故四肢逆冷。是热厥必用下法，仲景所谓厥当下之也。至于阴阳寒热之分，河间元①病脉候之说，辨之最详。陶节庵从阳经传入者为阳厥、直中阴经不从阳经传入者为阴厥之语，实本河间立论，为千古辨厥之准绳也。

---

① 元：通“原”。

附录

紫雪丹方：滑石一斤，石膏一斤，寒水石一斤，磁石二斤，水煮，捣，煎，去渣用。羚羊角五两，木香五两，犀角五两，沉香五两，丁香一两，升麻一斤，元参一斤，炙甘草半斤，以上八味并捣剉，入前药汁中，煎，去渣。并朴硝①、硝石各二斤，提净，入前药汁中，微火煎，用柳木不住手搅，候欲凝，再加辰砂三两，麝香一两二钱，并研细，合成。

上第十节，辨初传营者之舌绛。王孟英谓统风温、湿温而言是也。

第十一节

再，色绛而舌中心干者，乃心胃火燔，劫烁津液，即黄连、石膏亦可加入。

王孟英注：热已入营，则舌色绛。胃火烁液，则舌心干。加黄连、石膏于犀角、生地等药中，以清营热而救胃津，即白虎加生地之例也。

按：黄连清心火，石膏平胃热，以心胃火燔，劫烁津液，故加二味于前犀角、生地等药中。至白虎加生地救斑出热不解胃阴亡之证，与此不同，王氏引以为例，非是。

若烦渴烦热，舌心干，四边色红，中心或黄或白者，

---

① 朴硝：原作"朴梢"，据集成本改。

此非血分也，乃上焦气热烁津，急用凉膈散，散其无形之热，再看其后转变可也。慎勿用血药，以滋腻难散。

上节言初传绛色中兼黄白色，为气分之邪未尽。盖邪在气分，苔属黄白，初传营分，气分尚有余邪，故中兼黄白。今四边色红，红浅于绛，中心黄白而干，加以烦渴烦热，是邪未入营，属气热烁津所致，故当急用凉膈散，俾无形邪热随有形浊痰下解以去。若用滋腻血药，是反助浊痰，资其邪热而难散矣，故以慎勿用为戒。

至舌绛望之若干，手扪之原有津液，此津亏湿热熏蒸，将成浊痰蒙闭心包也。

此因色绛而舌中心干者而言，盖彼则望之干，扪之亦干，此则望之若干，扪之原有津液。所以然者，以湿热郁结于内，气液不得宣通，故望之若干，其实非干，而扪之则润。王氏前解纯绛鲜泽，谓实因有痰，故不甚干燥，即此可证。

上第十一节，辨色绛而属于干者。

第十二节

再，有热传营血，其人素有瘀伤宿血在胸膈中，夹热而搏，其舌色必紫而暗，扪之湿，当加入散血之品，如琥珀、丹参、桃仁、丹皮等。不尔，瘀血与热为伍，阻遏正气，遂变如狂、发狂之证。

章虚谷注：舌紫而暗，暗即晦也。扪之潮湿不干，故为瘀血。

按：血性柔腻，故扪之亦湿，其辨在舌色之紫而暗。

若紫而肿大者，乃酒毒冲心。

王氏《温热经纬》引何报之[①]云：酒毒内蕴，舌必深紫而赤，或干涸。若淡紫而带青滑，则为寒证。

按：酒毒冲心，故紫而肿大，寒证则无肿大也，何说不足据。又云酒毒冲心即加黄连清之，可从。

若紫而干晦者，肾肝色泛也，难治。

章虚谷注：晦而干者，精血已枯，邪热乘之，故为难治。肾色黑，肝色青，青黑相合而见于舌，变化紫晦，故曰肾肝色泛。王孟英谓此舌虽无邪热亦难治。

上第十二节，言舌色之紫者。

第十三节

舌色绛而上有黏腻似苔非苔者，中夹秽浊之气，急加芳香逐之。

谓加芳香之品于凉血清热方中也。

章虚谷谓：夹秽者，必加芳香，以开降胃中浊气而清营热。

舌绛欲伸出口，而抵齿难骤伸者，痰阻舌根，有内风也。

---

① 何报之：何梦瑶。清代医家，字报之，号西池。撰《医碥》等书。

章虚谷注：痰阻舌根，由内风之逆，则开降中又当加辛凉咸润以息内风。脾肾之脉皆连舌本，亦有脾肾气败而舌短不能伸者，其形貌面色亦必枯瘁，多为死证。

按：若脾肾气败，则舌色不当绛而当紫暗矣。

舌绛而光亮，胃阴亡也。急用甘凉濡润之品。

王孟英谓：宜用炙甘草汤去姜、桂加石斛，以蔗浆易饴糖。汪曰桢①谓：以蔗浆易饴糖，巧妙绝伦。盖温证虽宜甘药，又不可滞下也。诚是。然查仲景炙甘草汤，并无饴糖，当云加蔗浆。

附录

炙甘草汤方：甘草炙、人参、生姜、桂枝、麦冬、生地、火麻仁、阿胶、炒蛤粉②、大枣。水酒各半煎。

若舌绛而干燥者，火邪劫营，凉血清火为要。

上文色绛而舌中心干者，为心胃火燔，劫烁津液。此则通体皆干且燥，是火邪劫营，将耗血动血，甚于劫烁津液矣，故急须凉血清火。王孟英谓宜犀角地黄汤加元参、花粉、紫草、银花、丹参、莲子心、竹叶之类。

舌绛而有碎点白黄者，当生疳也，大红点者，热毒乘心也，用黄连、金汁。

疳亦热毒，属于相火，故均用黄连、金汁。

---

① 汪曰桢：清代医家。字仲雍，一字刚木，号谢城，又号薪甫。撰《随山宇方钞》等书。

② 阿胶炒蛤粉：疑为"阿胶蛤粉炒"。

其有虽绛而不鲜，干枯而痿者，此肾阴涸，急以阿胶、鸡子黄、地黄、天冬等救之，缓则恐涸极而无救也。

上文紫而干晦者，为肾肝色泛，难治。此为肾阴涸，尚可急救，绛与紫之分耳，失此不治。肾阴涸竭，即为肾肝色泛矣。

其有舌独中心绛干者，此胃热心营受灼也。当于清胃方中，加入清心之品，否则延及于尖，为津干火盛也。

此条与上节色绛而舌中心干者不同，彼则通体皆绛，中心独干，此则通体不绛，惟独中心绛干耳。彼则邪已入营，为气血两燔之候，故宜黄连、石膏，两清心胃。此则胃热灼心，邪热在胃，重在平胃热，使心营不受胃灼，故于清胃方中加入清心之品，如《温病条辨》加味清宫汤等可耳。

附录

加味清宫汤方：即于清宫汤见前内加知母、银花、竹沥。

舌尖绛独干，此心火上炎，用导赤散泻其腑。

王孟英谓：舌心是胃之分野，舌尖乃心之外候。心火炎上者，导赤汤入童便尤宜。

导赤汤：生地、木通、甘草梢、竹叶。

舌淡红无色者，或干而色不荣者，当是胃津伤而气无化液也。当用炙甘草汤，不可用寒凉药。

章虚谷注：淡红无色，心脾气血素虚也，更加干而色不荣，胃津气亦亡也，故不可用苦寒之药，炙甘草汤养气血以通经脉，其邪自可渐去矣。

按：此条证治，系属邪退而气血两亏之候，并凉药不可用，不仅禁苦寒药，故宜用复脉汤，不避姜、桂之辛温。若邪未净，则《温病条辨》有加减复脉之法，不宜径用姜、桂也。章氏其邪自可渐去之说欠斟酌，至何报之红嫩如新生，望之似润而燥渴殆甚者，为妄行汗下，以致津液竭之语，系属误治坏证，当从《温病条辨》中之救逆等法，与此条证候截然不同。

○此条各本均另分章节在黑苔之下，窃谓当附此节之末，盖与舌绛连类而及，为邪退正虚之候也。

附录

加减复脉汤方：炙甘草、干地黄、生白芍、麦冬不去心、阿胶、麻仁。

上第十三节，言舌色之绛者。

第十四节

再，舌苔白厚而干燥者，此胃燥气伤也。滋肾《温热经纬》作"润"，可从药中加甘草，令甘守津还之意。

章虚谷注：苔白而厚，本是浊邪，干燥伤津，则浊结不能化，故当先养津而后降浊也。

舌白而薄者，外感风寒也，当疏散之。

此非温热，恐人误以轻为重，故表而出之。

若白干薄者，肺津伤也，加麦冬、花露、芦根汁等轻清之品，为上者上之也。

章虚谷注：肺位至高，肺津伤，必用轻清之品，方能达肺，若气味厚重而下走，则反无涉矣，故曰上者上之。

若白苔绛底者，湿遏热伏也，当先泄湿透热，防其就干也。勿忧之，再从里透于外，则变润矣。

湿遏热伏，非先泄其湿，则热无由达。但泄湿之药多燥，故防其舌之干。然湿既得泄，热自然透，热既得透，则里无热，津液得还，自然变润，所以勿忧。此治湿温之郤窾①也。

初病舌就干，神不昏者，急养正，微加透邪之药。若神已昏，此内匮矣，不可救药按："匮"当作"溃"。

章虚谷注：初病舌即干，其津液未竭②也，急当养正，略佐透邪。若神已昏，则本源败而正不胜邪，不可救矣。王孟英谓：初起舌干而脉滑脘闷者，乃痰阻于中，液不上潮，未可率投补益。

又，不拘何色，舌上生芒刺者，皆是上焦热极也，当用青布拭冷薄荷水揩之，即去者轻，旋即生者险矣。

章虚谷注：生芒刺者，苔必焦黄或黑。无苔者，舌必深绛。其苔白或淡黄者，胃无大热，必无芒刺。或舌尖或

---

① 郤窾（kuǎn 款）：喻处理事情善于从关键处入手。郤，通"隙"；窾，通"款"，骨节空处。《庄子·养生主》："批大郤，导大窾。"

② 津液未竭：王本作"津气素竭"，义胜。

两边有小赤瘰，是营热郁结，当开泄气分，以通营清热也。上焦热极者，宜凉膈散主之。王孟英引秦皇士①云：凡渴不消水，脉滑不数，亦有舌苔生刺者，多是表邪夹食，用保和加竹沥、莱菔汁，或栀豉加枳实并效。

附录

保和丸方：神曲、山楂、茯苓、半夏、陈皮、连翘、莱菔子。

舌苔不燥，自觉闷极者，属脾湿盛也。或有伤痕血迹者，必问曾经搔挖否。不可以有血而便为枯证，仍从湿治可也。

章虚谷注：三焦升降之气，由脾鼓运。中焦和，则上下气顺，脾气弱，则湿自内生。湿盛而脾不健运，浊壅不行，自觉闷极。虽有热邪，其内湿盛而舌苔不燥，当先开泄其湿，而后清热，不可投寒凉以闭其湿也。

再，有神情清爽，舌胀大不能出口者，此脾湿胃热，郁极化风，而毒延口也。用大黄磨入当用剂内，则舌胀自消矣。

章虚谷曰：神情清爽而舌胀大，故知其邪在脾胃。若神不清，即属心肝两脏之病矣。邪在脾胃者，唇亦必肿也。

再，舌上白苔黏腻，吐出浊厚涎沫者，口必甜味也唐

---

① 秦皇士：秦之桢。清代医家，字皇士。撰《伤寒大白》等书。

本作"其口必甜"，**为脾瘅病**唐本作"此为脾瘅"，**乃湿热气聚，与谷气相搏，土有余也。盈满则上泛，当用省头草，芳香辛散以逐之则退。**

章虚谷注：脾瘅而浊泛口甜者，更当视其舌本。如红赤者为热，当辛通苦降以泄浊。如色淡不红，由脾虚不能摄痰而上泛，当健脾以降浊也。王孟英谓：浊气上泛者，涎沫厚浊，小便黄赤。脾虚不摄者，涎沫稀粘，小溲清白，见证迥异，虚证宜温中以摄液，何亦以降浊为言乎？

若舌上苔如碱者，胃中宿滞夹浊秽郁伏，当急急开泄，否则闭结中焦，不能从膜原达出矣。

章虚谷注：苔如碱者浊结甚，故当急急开泄，恐内闭也。

按：此条兼言疫证。

上第十四节，诸本皆分舌上白苔黏腻以下为两章。

按：自舌苔白厚而干燥者至此，大都辨别白苔之证治，惟不拘何色舌一条，与伤痕血迹一条，不仅指白苔，然语气固连类可及，似不必另分章节也。

第十五节

若舌黑而滑，水来克火，为阴证，当温之。若见短缩，此肾气竭也，为难治。欲救之，加人参、五味子，勉希万一。

《温热经纬》引何报之云：暑热证夹血，多有中心黑

第十五节

三三

润者，勿误作阴证治之。又，茅雨人云：凡起病，发热胸闷，遍舌黑色而润，外无险恶情状，此胸膈素有伏痰，不必张皇[①]，止用薤白瓜蒌桂枝半夏一剂，黑苔即退，或不用桂枝，即枳壳、桔梗亦效。

舌黑而干者，津枯火炽，急急泻南补北。若燥而中心厚痞者，土燥水竭，急以咸苦下之。

舌黑而干不厚，为阴竭津干，邪不在胃，故当急急泻南补北。章虚谷谓仲景黄连阿胶汤主之。至舌黑而燥燥甚于干，且见中心厚痞，此属中焦燥实，故急宜咸苦下之，以存津保胃耳。

○按：黄连阿胶汤，用黄连清心火，黄芩、白芍清热养阴，阿胶、鸡子黄救肾阴，恰合泻南补北之义。咸苦用硝、黄，不必定拘承气也。

若舌无苔，而有如烟煤隐隐者，不渴肢寒，知夹阴病。如口渴烦热，平时胃燥舌也，不可攻之。若燥者，甘寒益胃；若润者，甘温扶中。此何故？外露而里无也。

章虚谷注：凡黑苔，大有虚实寒热之不同。即黄白之苔，因食酸味其色即黑，尤当问之。其润而不燥，或无苔如烟煤者，正是肾水来乘心火，其阳虚极矣。若黑而燥裂者，火极变按，当作"似"水，色如焚木成炭而黑也。虚实不辨，死生反掌耳。王孟英谓虚寒证见黑苔，其色必润而

---

① 张皇：惊慌，慌张。

不紫赤，识此最为秘诀。

上第十五节，辨黑苔之证治，诸本均分作两章，今并之。舌无苔而有如烟煤隐隐者，为黑苔之微，其下有不可攻之之语。舌黑而干之下，云急以咸苦下之，语意相对，各本上下互易，今更之。

第十六节

若舌白如粉而滑，四边色紫绛者，温疫病初入募原，未归胃腑，急急透解，莫待传陷而入，为险恶之病。且见此舌者，病必见凶，须要小心。

此专言温疫初起之舌，与湿温白苔绛底为湿遏热伏者不同，透解当从吴又可达原散诸法。

附录

达原散方：槟榔、厚朴、草果仁、知母、芍药、黄芩、甘草。

上第十六节，诸本均连下言斑疹节中。章虚谷、王孟英遂曲为解说，谓此为五疫之湿疫，舌本紫绛，热闭营中，故多成斑疹。

按：论舌自论舌，斑疹自斑疹，此条与斑疹绝不相蒙。当时录者误连下文，未及提行，读者不察，遂致此误，故更正之，别为一节。且此篇之意，专为湿温而发，因辨证而兼及于风温者有之。若于温疫之证，则十未及一二，以温邪常有，温疫不常有，且又可自有专书也。其所以举此舌者，恐学者遇之不识其为温疫，误作湿遏热伏治耳。

第十七节

凡斑疹初见，须用纸捻照看胸背两胁。点大而在皮肤之上者为斑，或云头隐隐，或琐碎小粒者为疹，又宜见而不宜见多。按方书谓斑色红者属胃热，紫者热极，黑者胃烂，然亦必看外证所合，方可断之。

章虚谷谓：斑从肌肉而出属胃，疹从血络而出属经。不见则邪闭，故宜见；多见则邪重，故不宜多。

然而春夏之间，湿病俱发疹为甚。

《温病条辨》谓温病中发疹者十之七八，发斑者十之二三。

且其色要辨，如淡红色，四肢清，口不甚渴，脉不洪数，非虚斑即阴斑。或胸微见数点，面赤足冷，或下利清谷，此阴盛格阳而见于上，当温之。

此言斑疹之属于虚者。章虚谷谓：火不郁不成斑疹。若虚火力弱而色淡，四肢清者，微冷也，口不甚渴，脉不洪数，其非实火可征矣，故曰虚斑。若面赤足冷，下利清谷，此阴寒盛，格拒其阳于外，内真寒外假热，郁而成斑，故直名为阴斑也，须附、桂引火归原。误投凉药即死，实火误补亦死，最当详辨。

按：章氏实火误补亦死之语，足补此篇之阙。盖毒火夹浊秽郁伏之证，欲透不透，往往胸见微点，面赤足冷，但大便必结，或协热自利，臭秽腥浊，斯时须下其秽浊，秽浊得下，毒火自透，斑疹自出。若用温补，未有不闭郁喘闷而死者。医者不明，反以为陷，岂知陷与闭不同。陷者，正虚邪毒内陷，其人必神志衰微，语言默默。闭因邪火郁伏，重重锢蔽，其人必妄语烦躁，气粗郁闷。故此证之辨，在下利清谷四字，而清谷非完谷不化之谓，要须澄澈清冷耳。否则，虽见诸证，不得便作阴盛格阳治也。因章氏之语，特表而出之。

〇又按：《丹溪心法》，阴证发斑，此无根失守之火，聚于胸中，上独熏肺，传于皮肤而为斑点，但如蚊蚋虮蚤咬状而非锦纹也，只宜调中温胃。

若斑色紫，小点者，心包热也。点大而紫，胃中热也。

此以下均言实火之斑疹。章氏谓：点小即是从血络而出之疹，故热在心包。点大从肌肤而出为斑，故热在胃。

黑斑而光亮者，热胜毒盛，虽属不治，若其人气血充者，或依法治之，尚可救。若黑而晦者，必死。若黑而隐隐，四旁赤色，火郁内伏，清凉透发①**，间有转红成可救者。**

章虚谷注：黑而光亮者，元气犹充，故或可救。黑暗

---

① 清凉透发：陆本作"大用清凉透发"。

则元气败，必死矣。四旁赤色，其气血尚活，故可透发。

若夹斑带疹，皆是邪之不一，各随其部而泄。然斑属血者恒多，疹属气者不少。

章虚谷注：斑疹夹杂，经胃之热各随其部而外泄。热邪入胃，本属气分，见斑则邪属于血多矣。疹从血络而出，本属血分，然邪由气而闭其血，方成疹也，必当两清气血以为治。

斑疹皆是邪气外露之象，发出宜神情清爽，为外解里和之意。如斑疹出而昏者，正不胜邪，内陷为患，或胃津内涸之故。

内陷为患与胃津内涸，此处未出治法。章虚谷谓：既出而神昏，则正不胜邪而死。

按：第二节若斑出热不解者一条，有主以甘寒及甘寒之中加入咸寒之法，所以救胃津亡与防内陷之患，则此证正当用甘寒之中加入咸寒之法，如《温病条辨》三甲复脉、大定风珠等法。

附录

大定风珠方：生白芍、阿胶、生龟板、干地黄、麻仁、五味子、生牡蛎、连心麦冬、炙甘草、鸡子黄二枚、生鳖甲。

三甲复脉：见前。

再有一种白㾦，小粒如水晶色者，此湿热伤肺，邪虽出而气液枯也，必得甘药补之。

此湿温流连气分日久，失于开泄，始发此种白㾦，所以为邪虽出而气液枯，必得甘平清肺养阴之药，如沙参、麦冬、生地等类，不可误用甘温也。

或未至久延，伤及气液，乃湿郁卫分，汗出不彻之故，当理气分之邪。

此为湿热病中之轻证，治以芦根、滑石之流可也。

或如枯骨者①**多凶，为气液竭也。**

《温热经纬》引汪曰桢语谓：白如枯骨者，非惟不能救，并不及救。

按：此证多见于误治日久临危之际。尝见一少年，初感温疟，愈后食复，化为湿温，下证悉具，医不肯下，延至月余，神昏谵语，矢气频转，非常臭秽，颈胁胸背间发尖头小白㾦，细如散沙，色白无神。医者尚用清热透气之药，越日而死。死时遗黑粪甚多，此为气液竭之证。

上第十七节，言斑疹而及于㾦。诸本分为两节，今合之，以㾦疹固一类也。

第十八节

再，温热之病，看舌之后，亦须验齿。齿为肾之余，龈为胃之络。热邪不燥胃津，必耗肾液。且二经之血皆走其地，病深动血，结瓣于上。阳血者色必紫，紫如干漆；

---

① 如枯骨者：陆本作"白枯如骨者"。

阴血者色必黄，黄如酱瓣。阳血若见，安胃为主；阴血若见，救肾为要。然豆瓣色者多险，若证还不逆者尚可治，否则难治矣。何以故耶？盖阴下竭，阳上厥也。

章虚谷注：肾主骨，齿为骨之余，故齿浮龈不肿者，为肾火水亏也。胃脉络于上龈，大肠脉络于下龈，皆属阳明，故牙龈肿痛为阳明之火。若湿入胃则必连及大肠_{按，此语未甚明晰，当言两阳明之气相通也}。血循经络而行，邪热动血而上结于龈。紫者为阳明之血，可清可泻。黄者为少阴之血，少阴血伤为下竭，其阳邪上亢而气厥逆，故为难治。

按：阳上厥，厥，尽也，盖言阴精下竭，孤阳上尽，故难治。岂因阳邪上亢而成厥逆耶？章氏所释，未免辞不达意。

上第十八节，言验齿之法，以辅看舌之不足。

第十九节

齿若光燥如石者，胃热甚也。若无汗①恶寒，胃偏胜也。辛凉泄卫_{从《温热经纬》，诸本多作"胃"}，透汗为要。若如枯骨色者，肾液枯也，为难治。若上半截润，水不上承，心火炎上也，急急清心救水，俟枯处转润为妥。

章虚谷注：胃热甚而反恶寒者，阳内郁而表气不通，故无汗而为卫气偏胜，当泄卫以透发其汗，则内热即从表

---

① 汗：原作"热"，据陆本、王本改。

散矣。凡恶寒而汗出者，为表阳虚，腠理不固，虽有内热，亦非实火，齿燥有光，胃津虽干，肾气未竭。如枯骨者，肾亦败矣，故难治。上半截润，胃津养之。下半截燥，由肾水不能上滋其根，而心火燔灼，故急当清心救水，仲景黄连阿胶汤主之。

按：无汗恶寒，唇干齿燥，外感多有之。所谓卫气偏胜，邪热熏蒸肺胃所致，非胃津干也，故辛凉泄卫为治。若胃津干，又当甘寒濡润矣。宜辨之。

上第十九节，辨齿燥。

第二十节

若咬牙啮齿者，湿热化风，痉病。

此湿化热证，生风而发痉也。《内经》原病，诸痉强直，皆属诸湿，亢极反见胜己之化也。其证牙关咬紧，格格作响，四肢瘛疭，抽缩牵掣无定，当详审形证，细察脉气，于《温病条辨·下焦篇》痉厥各条求之。

但咬牙者，胃热气走其络也。

此节所谓锯齿，俗名龄牙，平人睡梦中多有之。清胃疏风，治之即已。

若咬牙而脉证皆衰者，胃虚无谷以内荣，亦咬牙也。何以故耶？虚则喜实也。

章虚谷谓：脉证皆虚，胃无谷养，内风乘虚，袭之入络，而亦咬牙，虚而反见实象，是谓虚则喜实，当详辨也。

按：此证见于脉证皆衰，邪退正虚之候，不难辨也。所谓脉证皆衰者，衰指病势而言，非即指虚言。病势既退，脉证相符而见此象，则为胃虚。若证衰而脉不衰，如热退而脉犹有浮数之象，或见细数，不得谓之脉证皆衰，是非胃虚，当别寻其故而治之。虚则喜实，谓胃气空虚，欲得实来救之，非以咬牙为实象也。

舌本不缩而硬，而牙关咬定难开者，此非风痰阻络，即欲作痉证，用酸物擦之即开，酸走筋，木来泄土故也。

此因上言湿热化风痉病，明舌本不缩而硬，为欲作痉证也。

上第二十节，辨咬牙啮齿。

第二十一节

若齿垢如灰糕样者，胃气无权，津亡，湿浊用事，多死。

章虚谷注：齿垢由肾热蒸胃中浊气所结，其色如灰糕，则枯败而津气俱亡。肾胃两竭，惟有湿浊用事，故死也。

而齿缝流清血①，痛者，胃火冲激也；不痛者，龙火内燔也。

---

① 而齿缝流清血：陆本作"而初病，齿缝流清血"。

章虚谷注：齿缝流清血，因胃火都出于龈，胃火冲激，故痛。不痛者，出于牙龈，肾火上炎故也。

齿焦无垢者死。齿焦有垢者，肾热胃劫也。当微下之，或玉女煎清胃救肾可也。

章虚谷注：齿焦者，肾水枯，无垢则胃液竭，故死。有垢者，火盛而气液未竭，故审其邪热甚者，以调胃承气汤微下其胃热，肾水亏者，玉女煎清胃滋肾可也。

上第二十一节，察齿垢以定生死，看湿温之能事毕矣。

第二十二节

再，妇人病温与男子同，但多胎前产后，以及经水适来适断。

自此以下，言妇人温病与男子异治之处。

大凡胎前病，古人皆以四物加减用之，谓护胎为要，恐来害娠①。如热极用井底泥，蓝布浸冷，覆盖腹上等，皆是保护之意。

章虚谷谓：保护胎元者，勿使邪热入内伤胎也。若邪热逼胎，急清内热为主。如外用泥布等盖覆，恐攻热内走，反与胎碍，更当详审。总之清热解邪，勿使伤动其胎，即为保护。

---

① 娠：陆本作"妊"。

但亦要看其邪之可解处，用血腻之药不灵，又当省^①察，不可认板法。

章虚谷云：补血腻药，恐反遏其邪。如伤寒阳明实热证，亦当用承气下之，邪去则胎安。若妄用补法以闭邪，则反害其胎矣。故要在辨证明晰，用法得当，须看其邪之可解处，不可认板法，至哉言乎。

然须步步保护胎元，恐损正邪陷也。

言血腻之药虽宜审用，然胎元终不可伤。反复叮咛，戒学者勿卤莽也。

上第二十二节，言胎前之治法。

第二十三节

至于产后之法，按方书谓慎用苦寒药，恐伤其已亡之阴也。然亦要辨，其邪能从上中解者，稍从证用之，亦无妨也，不过勿犯下焦，且属虚体，当如虚怯人病邪而治。总之无犯实实虚虚之禁，况产后当血气沸腾之候，最多空窦，邪势必乘虚内陷，虚处受邪，为难治也。

言产后苦寒之药固宜慎用，然亦不可过事畏葸^②，以致贻祸。吴鞠通所谓无粮之师，利于速战。若畏产后虚怯，用药过轻，延至三四日后，反不胜药矣。又云：治产后之证，自有妙法，手下所治系实证，目中心中意中注定

---

① 省：陆本作"审"。
② 葸（xǐ喜）：害怕，畏惧。

是产后，识证真，对病确，一击而罢。治上不犯中，治中不犯下，目中清楚，指下清楚，笔下再清楚，治产后之能事毕矣。其语最为此节精确注解，学者宜详审之。

上第二十三节，言产后之治。

第二十四节

如经水适来适断，邪将陷血室，少阳伤寒言之详悉，不必多赘，但数动与正伤寒不同。

章虚谷谓：数动之义未详，诸本均无解释。

按：数动指脉也，《温病条辨》有太阴之为病，脉不缓不紧而动数句。

注：动数者，风火相扇之象。言温病之脉数动，与伤寒热入血室之脉迟者不同，余证相似也。

○又阅尤在泾①《静香楼医案·类中门》中有口喝、语謇、脉浮数动之语。数动指脉，固当时常用也。

仲景立小柴胡汤，提出所陷热邪，参、枣扶胃气，以冲脉隶属阳明也。此与虚者为合法。

按：《伤寒论》：妇人中风七八日，续得寒热，发作有时，经水适断者，此为热入血室。其血必结，故使如疟状，发作有时，小柴胡汤主之。又云：妇人中风，发热恶寒，经水适来，得之七八日，热除而脉迟身凉，胸胁下

① 尤在泾：尤怡。清代医家，字在泾，一作在京，又字饮鹤，号拙吾，又号饲鹤山人。撰《静香楼医案》等书。

满，如结胸状，谵语者，此为热入血室也。当刺期门，随其实而泻之。又云：妇人伤寒发热，经水适来，昼日明了，暮则谵语，如见鬼状者，此为热入血室，无犯胃气及上二焦，必自愈。夫七八日续得寒热，与脉迟身凉者，是邪热本将自解，因经水适来适断，乘虚而入于血室，故曰此与虚者为合法。表邪既未尝犯胃及上二焦，故治法亦惟和表邪，用参、芪扶胃气，助冲脉以提出所陷之邪。

若热邪①陷入，与血相结者，当从②陶氏小柴胡汤去参、枣，加生地、桃仁、楂肉、丹皮或犀角等。

此言热邪陷入与血相结者，较热入血室不与血相结者为重。盖热既与血相结，则无形之邪，与有形之血相搏，不复可以提出，故须凉血散血，使血不与热相持，而后能和解，如陶氏之法也。

若本经血结自甚，必少腹满痛，轻者刺期门，重者小柴胡汤去甘药，加延胡、归尾、桃仁；夹寒，加肉桂心；气滞者加香附、陈皮、枳壳等。

此与热传营血，其人素有瘀伤宿血夹热而搏者同。言经水本有病，而热邪复与之搏也。刺期门者，泻其实使气行瘀散也。重者小柴胡去甘药加延胡、归尾、桃仁，所以利其气、破其血也。夹寒加桂心者，谓其平素有寒也。香附，血中气药。陈皮、枳壳导滞消痞，气滞者故加之。

---

① 热邪：陆本作"邪热"。
② 从：陆本作"宗"。

然热入①血室之证，多有谵语如狂之象，防是阳明胃实，当辨之。血结者身体必重，非若阳明之轻旋便捷者。何以故耶？阴主重浊，络脉被阻，侧旁气痹，连胸背皆拘束不遂，故去邪通络，正合其病。

此明热陷血室与阳明胃实之辨。盖胃实宜下，恐人误治以致祸也。去邪通络，即上节诸法。

往往延久，上逆心包，胸中痛，即陶氏所谓血结胸也。

此明不知去邪通络，延久而成血结胸者。按陶氏治血结胸，用犀角地黄汤，加大黄、桃仁、红花、枳实，最为合法。诸本于此节之下，有"王海藏②出一桂枝红花汤加海蛤桃仁③，原为表里上下一齐尽解之理，看此方大有巧手，故录出以备学者之用"三十八字，不伦不类，盖桂枝红花汤断非可以治血结胸者，且正与上节"重者小柴胡汤去甘药"之语相反，必非原文，否则别有误夺，合行删去，免误学者。

上第二十四节，言热陷血室之证。妇人之所以异于男子者止此矣。

---

① 入：陆本作"陷"。

② 王海藏：王好古。元代医家，字进之，号海藏。撰《此事难知》等书。

③ 桂枝红花汤加海蛤桃仁：原作"桂枝红花汤"，据陆本、王本添。

校注后记

《温热论笺正》一书，以笺正叶天士《温热论》为主要内容，为清末医家陈光淞所著。陈光淞字根儒，号赘道人，又号清道人，浙江萧山人，幼业儒，以宿学称于县内，而于医学则造诣尤深，所著医书除《温热论笺正》外，尚有《喉证要旨》一书传世。据本书《序例》所载，尚有《素问玄机原病式笺注》一篇，调研未见。

据陈诗《尊瓠室诗话》载，陈氏乃无锡薛叔耘星使（福成）之婿，以拔贡，纳粟为江苏候补道，宣统元年（1909年），署苏松粮道。于己未九月病逝，年四十九，则陈氏约生于1871年，卒于1919年。

一、著作与版本流传

陈氏早岁多病，遂在读书之余留心医学，初习陈修园、徐灵胎二家之学，久之深感陈修园之作多"支离穿凿，剽窃而成"，徐灵胎之说"亦有验，有不验"，从而顿生无所适从之感。后得叶氏门人所述《临证指南医案》《医效秘传》等书，用于临证多获显效，故对叶氏之学大加推崇，并以广大弘扬叶天士之学为务。

陈氏痛感叶氏平生忙于诊务，未暇著书，其"微言奥旨，仅散见于《本草经注》《景岳发挥》"等著作中，其门人后学因"学识浅薄，墨守所习"，致使百余年来叶氏之道不彰，或有濒于失传之危。有感于此，陈氏以王孟英《温热经纬》所收《叶香岩外感温热篇》为底本，沉潜涵咏，在反复研读的基础上，旁搜博引，"考订旧闻，正其谬误"，并循流溯源，逐条笺正释义，遂成《温热论笺正》一书，以"笺叶氏之旨，而正诸家之失也"。

该书成书于1915年，1916年由古吴名医曹元恒作序、上海扫叶山房刊行。本书现存有1916年上海扫叶山房石印本、1916年上海遗经楼石印本、1927年石印本及1936年上海世界书局《珍本医书集成》本四个版本。三个石印本版本特征相同，均为19页，通高20.0厘米，宽13.1厘米，版心高15.5厘米，宽11.0厘米，半页12行，每行28字，双栏，白口，单鱼尾，字体正楷，竹纸，书口刻有"遗经楼"三字。经考察，1916年上海扫叶山房石印本与1916年上海遗经楼石印本为同一版本，因书目著录有误而成两版本。1927年石印本系1916年上海扫叶山房石印本的重印本。1936年上海世界书局《珍本医书集成》本系据1916年上海扫叶山房石印本重新编排，铅印而成。

二、学术成就

《温热论》一卷，系叶天士口述，由门人顾景文记录整理而成，被称作温病学的经典著作，为学习中医者必读之书。该书问世之后，在长期的流传过程中，产生了诸多注本，较有影响者有华岫云在《临证指南医案》附《温热论》中所作注释，为《温热论》最早的注本。章虚谷在

《医门棒喝》中将该书分为34节，更名为《叶天士温病论》（又名《叶氏温病论》），为《温热论》最早的系统注本。王孟英在《温热经纬》中将该书更名为《叶香岩外感温热篇》，做了深入阐发，并广泛收入华岫云、章虚谷、吴鞠通等众多医家的有关论述和注解。凌嘉六在《温热类编》中将本书更名为《温热论治》，并做简短注解。宋佑甫在《南病别鉴》中将该书改名为《叶香岩温证论治》，对原文夹注，并在用药方面多有发挥。

陈光淞于1915年对该书作注，成为首部单独注释《温热论》的专著，其所以名为《温热论笺正》，实乃"笺叶氏之旨，而正诸家之失也"。裘庆元称其书"有独到之处，间有纠正王氏《经纬》、吴氏《条辨》甚多"。其内容为陈氏参阅诸家论述并结合临床实际对温热病的病因、病机、诊断、治疗进行的阐发，其研究成就主要反映在以下几个方面。

1. 辨章学术，考镜源流，博采诸家，品评得失

陈氏在医理的阐述方面，继承了乾嘉学派的学风，对学术问题首先"辨章学术，考镜源流"，对温热病的阐发以章楠、王孟英二家为主，并广泛引用《黄帝内经素问》《灵枢经》《难经》《伤寒论》等经典著作和刘完素、陶华、吴鞠通等历代医家对温热病的论述，并以按语形式对其作出评价，高明处大加赞赏，不足处不避批评。

《温热论》首条指出："温邪上受，首先犯肺，逆传心

包。"对于逆传，注释温热诸家见解不一。章楠认为："卫气通肺，营气通心，而邪自卫入营，故逆传心包。"温邪是按照卫气营血顺序依次渐传者为顺传，卫分之邪不经气分而骤传心营为逆传。王孟英则认为："是由上焦气分以及中、下二焦为顺，惟包络上居膻中，邪不外解，又不下行，易于袭人，是以内陷营分为逆传也。"亦认为温邪逆传的基本形式是由肺卫直入心营。

陈氏援引陶华《伤寒全生集》"阳邪传卫，阴血自燥，热入膀胱，壬病逆传于丙"之说，评说学者对"逆传"二字所产生的种种争论，指出诸家之说的不足，以"按语"的形式对"逆传"二字的出处及本义进行了考证，并旁引《叶氏医案·幼科风温》中"有足经顺传，如太阳传阳明，肺病失治，逆传心包络"之语为据，明确指出《温热论》中之"逆传"乃指温邪由浅入深，并非温邪在上焦不解而内陷心营。此说对后世研究温病传变的病机提供了新的参考。

对吴鞠通论厥之说，陈氏考诸《内经》，认为手足厥阴脉均与舌本无涉，只有足太阴脉连舌本，散舌下，足少阴脉入肺夹舌本，并不能说明"舌属手"，故"其说殊欠分晓"。陈氏还结合仲景、河间诸家之说对其进行辨证，指出陶华论厥以传入和直中为依据分辨阴阳，"实本河间立论，为千古辨厥之准绳"。

关于"若紫而肿大者，乃酒毒冲心"一条，王孟英认为，酒毒内蕴，有湿热亦有寒证，不能一概而论。若舌深紫而赤少津则为湿热，若淡紫而带青滑则为寒证。陈氏指出，酒毒冲心，首当辨其舌体，若舌体紫而肿大则为湿热，"寒证则无肿大也"。此说颇合临床。

对于章虚谷"脾肾之脉皆连舌本，亦有脾肾气败而舌短不能伸者，其形貌面色亦必枯瘁，多为死证"之说，陈氏认为，脾肾之气衰败之时，除舌体短缩、面色枯瘁外，还常伴见舌色紫暗。此补充了章氏所论之不足，丰富了舌诊的内容。

2. 调整删移，分节释义，注释精当，发明学术

《温热论》一书，各家分节各有不同，唐大烈分为 21 节，章虚谷分为 34 节，王孟英分为 20 节，陈氏则据王孟英本析为 24 节，并对其中章节顺序进行了部分调整，如"舌淡红无色""舌黑而滑""舌黑而干"等节，或调整行文顺序，或合并章节，使其前后文意顺畅，内容相对集中，所做注释，随文释义，挥洒自如，或洋洋数百言，旁征博引，或寥寥数语，示人大法，对于温热病的医理、诊法、治疗多有发明。各家最后一节均有"王海藏出一桂枝红花汤"等三十八字，陈氏认为"不伦不类"，且与上文之语相反，"必非原文，否则别有误夺，合行删去，免误学者"，从医理、文意等角度判断其并非原文，直接删去，比之各家曲为解说，可谓首创。

陈氏对每一节的内容以按语的形式钩玄指要，概括大

意，如第二节，总结为"明逆传心包，邪陷营血之证，而出其治也"，第三节则总结为"继斑而言汗"，便于初学者对《温热论》的理解记忆。

3. 明辨药性，补充方药，独抒己见，启迪后学

《温热论》原文中虽列有方药，但是对于药性等内容并未做详细阐述，陈氏在笺正时，主要依据《温病条辨》对其进行了补充，"遇论中宜用某某等药，辄详注其药性于下；其云某丸、散、汤，亦将其方详注；如云宜用某法，则采前人经验之方附录于后，以便学者"。对于《温热论》原文中所提到的方药，及诸家注释中所提到确有实效，又为陈氏所认同的方药，对其药性、方剂做详细注解，对于《温热论》原文和诸家注释中所提及的治疗大法等，则采集前贤经验，以"附录"的形式说明，如对犀角、竹叶、生首乌等20味常用药的药性、主治等进行阐发，补充了半夏泻心汤、清营汤、清络饮等22首方剂，皆示人以活机心法，大有启发。

本书成书已近一个世纪，书中所列犀角、金汁、人中黄等药多为今日所禁用或不用，读者在阅读该书的过程中加以鉴别继承，不可拘泥。

总 书 目

本　草